Perumal Ponraj

Aditivos na conservação do sémen bovino

Perumal Ponraj

Aditivos na conservação do sémen bovino

Efeito benéfico dos aditivos na conservação do sémen bovino

ScienciaScripts

Imprint

Any brand names and product names mentioned in this book are subject to trademark, brand or patent protection and are trademarks or registered trademarks of their respective holders. The use of brand names, product names, common names, trade names, product descriptions etc. even without a particular marking in this work is in no way to be construed to mean that such names may be regarded as unrestricted in respect of trademark and brand protection legislation and could thus be used by anyone.

Cover image: www.ingimage.com

This book is a translation from the original published under ISBN 978-620-4-18358-9.

Publisher:
Sciencia Scripts
is a trademark of
Dodo Books Indian Ocean Ltd. and OmniScriptum S.R.L Publishing group
Str. Armeneasca 28/1, office 1, Chisinau-2012, Republic of Moldova, Europe
Printed at: see last page
ISBN: 978-620-5-26712-7

Copyright © Perumal Ponraj
Copyright © 2022 Dodo Books Indian Ocean Ltd. and OmniScriptum S.R.L Publishing group

Conteúdos

**Dedicado
Para
Os meus queridos Pais e
Esposa**

PREFÁCIO

A recolha, conservação e inseminação artificial de sémen desempenham papéis predominantes na melhoria do potencial genético e no aumento da produtividade nos sectores da criação de animais. Na tecnologia do sémen congelado, ~50% do esperma morre devido a crioinjúrio ou danos durante o processo de criopreservação e descongelamento do sémen. Estas criodamagens podem ser minimizadas através da utilização de vários agentes crioprotectores ou amortecedores do frio, incluindo antioxidantes, açúcares, aminoácidos, vitaminas, minerais, metais traço, hormonas, e colesteróis em extensores de sémen ou alimentação dietética em diferentes espécies para melhorar a capacidade de criopreservação ou congelação do esperma para aumentar a taxa de concepção. Nos últimos anos, foram também realizados estudos sobre extensores de diluição de sémen ou alimentação dos animais com aditivos/antioxidantes/ant-apoptóticos tais como taurina, trehalose, glutationa, cloridrato de cisteína, catalase, superóxido dismutase, albumina de soro bovino, antioxidantes herbais, colesterol, ácidos gordos polinsaturados, etc., de modo a melhorar a motilidade, viabilidade, nuclear, membrana plasmática e integridade da membrana acrossómica dos espermatozóides na tecnologia do sémen congelado. Por outro lado, a minimização ou optimização dos componentes que são prejudiciais/adversos afectam o esperma no plasma seminal irá aumentar a congelabilidade do esperma. Este livro será útil para os cientistas que trabalham no laboratório de andrologia ou de processamento de sémen, criadores de animais, produtores de lacticínios ou bancos comerciais de sémen congelado e empresas de fabrico de extensores/ conservantes para criopreservar o sémen.

Ponraj Perumal

Capítulo 1

Albumina sérica bovina sobre a conservação líquida do sémen de mithun

P. Perumal

ICAR-National Research Centre on Mithun, Medziphema, Nagaland, Índia

Abstrato

O presente estudo foi realizado para avaliar o efeito da albumina de soro bovino (BSA) na motilidade do esperma, viabilidade, anomalia total, integridade da membrana acrossómica e plasmática. Foi recolhido um total de 30 ejaculados de touros de mithun e o sémen foi dividido em quatro alíquotas iguais, diluídas com o extensor de citrato de gema de ovo Tris (TEYC). Grupo 1: sémen sem aditivos (controlo), grupo 2 ao grupo 4: o sémen foi diluído com 5 mg/ ml, 10 mg/ml e 20 mg/ml de BSA, respectivamente. Estes parâmetros seminais foram avaliados a $5°$ C para 0, 6, 12, 24 e 30 h de incubação. A inclusão de BSA no diluente resultou numa diminuição significativa (P <0,05) nas percentagens de mortos, espermatozóides anormais e anomalias acrossómicas em diferentes horas de período de armazenamento, em comparação com o grupo de controlo. Além disso, a BSA a 5 mg/ml melhorou significativamente (p<0,05) a qualidade do sémen de mitun do que a BSA a 10 mg/ml e 20 mg/ml armazenado *in-vitro* durante até 30 h. Concluiu-se que a BSA a 5 mg/ml é adequada para preservar os parâmetros de esperma em mitun.

Palavras-chave: Albumina de soro bovino (BSA), mithun (*Bos frontalis*), parâmetros seminais

Introdução

Mithun (*Bos frontalis*) é uma espécie bovina semi-selvagem presente na região NEH da Índia. Está a diminuir gradualmente devido à falta de uma gestão adequada da reprodução. São necessários maiores esforços de todos os quadrantes para preservar a população de mithun. Assim, o uso de IA para melhorar o seu pedigree é essencial. O armazenamento a frio do sémen é utilizado para reduzir o metabolismo e manter a viabilidade do esperma durante um período de tempo prolongado. Mas a qualidade do sémen é deteriorada durante este período prolongado de armazenamento e uma deve-se à acção das espécies reactivas de oxigénio (ROS) (Perumal *et al.* 2011a, Perumal *et al.* 2011b). Os níveis de antioxidante diminuíram durante o processo de conservação levando à geração excessiva de moléculas de ROS (Kumar *et al.* 2011). A ROS cria efeitos adversos tais como perda irreversível de motilidade, danos no DNA do esperma e diminuição da fertilidade (Perumal *et al.* 2011a). Assim, a suplementação de antioxidantes poderia reduzir o impacto do stress oxidativo durante o armazenamento do esperma. Sabe-se que a BSA elimina os radicais livres para proteger a integridade da membrana das células espermáticas (Lewis *et al.* 1997). A adição de BSA ao sémen (Anghel *et al.* 2010, Uysal *et al.* 2007) demonstrou melhorar a motilidade do esperma e a integridade da membrana durante o armazenamento de líquidos. Além disso, a análise das literaturas não revelou qualquer informação sobre o efeito deste aditivo na manutenção da viabilidade do esperma durante o armazenamento líquido do sémen de mithun. Assim, este estudo foi concebido para avaliar o efeito deste aditivo sobre os parâmetros seminais do sémen de mithun na prossecução de futuros protocolos de preservação do esperma. **Material e métodos**

Seis touros mithun aparentemente saudáveis de aproximadamente 4 a 6 anos de idade foram seleccionados do NRC em Mithun (ICAR), Jharnapani, Nagaland, Índia. O peso corporal médio dos touros era de 501 kg (493 a 507 kg) aos 4 - 6 anos de idade, com bom estado corporal (pontuação 5-6) mantido em condições uniformes de alimentação e gestão. Cada animal experimental foi alimentado nesta experiência de acordo com o calendário da exploração. O sémen foi recolhido através do método de massagem rectal. Em resumo, as vesículas seminais foram massajadas centralmente e para trás durante 5 min, seguidas da ordenha suave de ampolas uma a uma durante 3-5 min, o que resultou em erecção e ejaculação. Durante a recolha, as secreções transparentes iniciais foram descartadas e foram recolhidas gotas de sémen puras num tubo de ensaio graduado com a ajuda de um funil. Durante o estudo, todos os protocolos experimentais cumpriram os regulamentos do Comité Institucional de Cuidados e Utilização de Animais.

O número total de 30 ejaculados foi recolhido e o sémen foi reunido para eliminar diferenças individuais. Imediatamente após a colheita, as amostras foram mantidas num banho de água a 37º C e avaliaram-se os atributos seminais de rotina. Após as avaliações preliminares, as amostras foram sujeitas à diluição inicial com o extensor TEYC pré-aquecido (37º C). As amostras parcialmente diluídas foram então levadas para o laboratório num frasco isolado contendo água quente (37º C) para processamento posterior. Os ejaculados foram avaliados e aceites para avaliação se fossem satisfeitos os seguintes critérios: concentração: >500 milhões /ml; actividade de massa >3+, motilidade individual: >70% e anormalidade total: <10%.

Cada ejaculação agrupada foi dividida em quatro alíquotas iguais e diluída com o extensor TEYC com BSA. Grupo 1: sémen sem aditivos (controlo), grupo 2 ao grupo 4: o sémen foi diluído com 5 mg/ ml, 10 mg/ml e 20 mg/ml de BSA, respectivamente. As amostras de sémen diluídas foram mantidas em tubos de vidro e arrefecidas de 37 a 5° C, a uma taxa de 0,2-0,3° C/min numa câmara fria e mantidas a 5° C durante um período de armazenamento de líquidos até 30 h da experiência. A percentagem de mobilidade do esperma, viabilidade, anormalidade total (Tomar 1997), integridade acrossómica (Watson 1975) e integridade da membrana plasmática por teste de inchaço hipoosmótico (HOST) (Jeyendran *et al.* 1984) foram

determinado segundo o procedimento padrão em amostras durante o armazenamento de sémen a 5° C durante 30 horas.

Os resultados foram analisados estatisticamente e expressos como a média ± S.E.M. Os meios foram analisados por uma análise de variância (ANOVA), seguida pelo teste pós-hoc de Tukey para determinar diferenças significativas entre os quatro grupos experimentais a 30 h de armazenamento nos parâmetros de esperma usando o SPSS (versão 15.0; SPSS, Chicago, IL). As diferenças com valores de $p < 0,05$ foram consideradas estatisticamente significativas após a transformação arcsine dos dados percentuais.

RESULTADOS E DISCUSSÃO

No presente estudo, os resultados revelaram que a adição de BSA melhorou os parâmetros seminais e assim protege eficazmente as estruturas e funções dos espermatozóides. Assim, pode melhorar a qualidade do sémen ao preservar eficientemente durante o procedimento de inseminação artificial.

Não houve relatório sobre o efeito da BSA nos parâmetros seminais em mithun e, tanto quanto sabemos, este é o primeiro relatório sobre o efeito da BSA nos perfis seminais de rotina em mithun sémen. Mas muitos autores relataram que a BSA tem efeitos benéficos na preservação do esperma de mamíferos e melhora os parâmetros funcionais dos espermatozóides (Uysal *et al.* 2007, Anghel *et al.* 2010). No presente estudo, a suplementação de BSA sobre estes parâmetros seminais revelou diferenças significativas (p< 0,05) entre os grupos de tratamento. Os resultados do presente estudo mostraram que o sémen de mithun diluído com Tris diluente contendo 5mg/ ml de BSA aumentou significativamente (P<0,05) a motilidade do esperma (Figura 1), viabilidade (Figura 2), integridade acrossómica (Figura 4) e integridade da membrana plasmática (Figura 5) e diminuiu a anormalidade total do esperma (Figura 3) do esperma de mithun. Mas 10mg/ml e 20mg/ml de BSA levam a uma diminuição significativa (P<0,05) da motilidade, viabilidade e integridade das membranas. Estas diminuições podem ser devidas a um aumento da osmolaridade extensora, que é prejudicial para o esperma celular. A BSA pode proteger a integridade da membrana do esperma do choque térmico durante o processo de diluição-arrefecimento-armazenamento dos espermatozóides (Lewis *et al.* 1997). Uma provável melhoria na qualidade do sémen por adição de BSA no diluente de sémen mithun está mais provavelmente relacionada com uma inibição da peroxidação lipídica da membrana plasmática do esperma, como foi revelado por Barati *et al.* (2011). A albumina é um importante antioxidante extra celular devido à sua propriedade de ligar iões metálicos de transição (Fe2+ e Cu+), minimizando assim a formação de OH⁻ radical, o promotor da peroxidação lipídica do esperma (Alvarez e Storey, 1983). Os resultados actuais estão de acordo com os obtidos nas experiências com esperma de cabra (Anghel *et al.* 2010) e esperma de touro (Uysal *et al.* 2007). Contudo, para concentrações elevadas de BSA (20mg/ml), os valores de todos os parâmetros de qualidade do esperma diminuem significativamente (p < 0,05). Também a percentagem de anomalias morfológicas aumenta para esta concentração pode ser devida a meios hipertónicos.

Os resultados do presente estudo mostraram que a adição de 5 mg/ml de BSA melhora a qualidade de conservação do sémen de mithun apresentado a 5°C. A motilidade do esperma foi diminuída pelo tempo de armazenamento e permaneceu mais de 50% durante até 30 horas. Em contraste, a taxa de declínio na percentagem de motilidade foi maior em amostras de sémen tratadas com 10 mg/ ml ou 20 mg/ ml ou sem BSA. Mas a inclusão de 5 mg/ ml de BSA, os parâmetros de motilidade e viabilidade foram aumentados em comparação com o grupo de controlo (Uysal *et al.* 2007, Anghel *et al.* 2010). Foi relatado que a qualidade do sémen refrigerado diminuiu com o tempo e permaneceu adequada para utilização até 30 horas, a julgar pela motilidade e morfologia (Urata *et al.* 2001). Os diferentes efeitos dos diferentes níveis de BSA podem ser explicados de acordo com o relatório de Anghel *et al.* (2010) e Uysal *et al.* (2007) mostraram que a quantidade excessiva de aditivos causou uma elevada fluidez da membrana plasmática acima do ponto desejado, tornando o esperma mais propenso a danos acrossómicos. Além disso, a concentração de BSA adicionada ao extensor deve ser considerada uma vez que uma dose elevada pode ser prejudicial para os espermatozóides devido à alteração do estado fisiológico do extensor de sémen. Em mithun, a sobrevivência dos espermatozóides aumentará quando a dosagem de antioxidante adicionado ao extensor aumentar. No entanto, a dosagem superior à quantidade necessária era tóxica para os espermatozóides (Uysal e Bucak 2007). A expressão excessiva de BSA pode reflectir um defeito nos espermatozóides, bem como danos celulares nos espermatozóides, resultando numa diminuição do potencial de fertilização dos espermatozóides. As diferenças nos protocolos de preservação e formulações de extensores entre laboratórios, o tempo de adição/exposição de esperma com aditivo, a concentração de aditivo e entre espécies podem explicar, pelo menos em parte, esta variabilidade. A melhoria da qualidade do sémen devido à adição de BSA exógena registada no presente estudo foi previamente relatada sob a forma de motilidade e membrana acrossómica intacta no esperma de cabra (Anghel *et al.* 2010) e esperma de touro (Uysal *et al.* 2007). As percentagens mais elevadas de plasma e membranas acrossómicas intactas que foram encontradas na presente experiência devido a 5 mg/ ml de BSA podem ser a razão para uma melhor motilidade nestas amostras (Uysal *et al.* 2007). Mitocôndrias em espermatozóides encapsulam o axossoma, ligam-se com fibras densas nas peças do meio e produzem trifosfato de adenosina. Foi relatado que o axoneme e a mitocôndria em espermatozóides podem ser danificados por um elevado nível de ROS (Aitken e Clarkson 1987). O presente estudo demonstrou que a BSA pode estabilizar e proteger as mitocôndrias, especialmente a 5 mg/ml.

BSA ajuda a manter a integridade do acrossoma normal e estabiliza o plasmalemma dos espermatozóides, aumentando assim a motilidade (Uysal *et al.* 2007, Anghel *et al.* 2010). BSA, em espermatozóides é capaz de reagir com muitas ROS directamente para proteger as células de mamíferos contra o stress oxidativo, e assim manter a motilidade dos espermatozóides (Lewis *et al.* 1997). Por conseguinte, como se viu neste estudo, foram investigadas tentativas de melhorar a motilidade e viabilidade das células espermáticas através da incorporação de BSA em armazenamento líquido (Azawi e Hussein 2011) e forma de sémen congelado (Uysal *et al.* 2007, Anghel *et al.* 2010). Neste estudo, as melhorias observadas na qualidade do esperma podem ser atribuídas à prevenção da geração excessiva de radicais livres, produzidos pelos próprios espermatozóides, por meio da sua propriedade antioxidante de BSA. Concluiu-se que os possíveis efeitos protectores da BSA de forma dependente da dose. Assim, pode proteger os espermatozóides durante a sua conservação e aumentar a fertilidade desta espécie a 5 mg/ml. Futuramente, estudos de conservação/cryoprotecção do esperma a ultra baixa temperatura são necessários para confirmar as presentes descobertas.

REFERÊNCIAS

Aitken RJ e Clarkson JS. 1987. Base celular do funcionamento defeituoso dos espermatozóides e sua associação com a génese de espécies reactivas de oxigénio por espermatozóides humanos. *Journal of Reproduction and Fertility* **81**(2): 459-469.

Alvarez JG e Storey BT. 1983. Taurina, hipotaurina, epinefrina e albumina inibem a peroxidação lipídica em espermatozóides de coelhos e protegem contra a perda de motilidade. *Biologia da Reprodução* **29**: 548-555.

Anghel A, Zamfirescu S, Dragomir C, Nadolu D, Elena S e Florica B. 2010. Os efeitos dos antioxidantes sobre os parâmetros citológicos do sémen de corço criopreservado. *Cartas Biotecnológicas Romenas* **15**(3): 26-32.

Barati F, Papahn AA, Afrough M e Barati M. 2011. Efeitos das osmolaridades da solução de Tyrode e do leite no armazenamento de esperma de touro acima de zero temperaturas. *Iranian Journal of Reproductive Medicine* **9**: 25-30.

Jeyendran RS, Vander Ven HH, Parez-Pelaez M, Crabo BG e Zaneweld LJD. 1984. Desenvolvimento de um ensaio para avaliar a integridade funcional da membrana humana e a sua relação com outras características do sémen. *Journal of Reproduction and Fertility* **70**: 219-228.

Kumar R, Jagan Mohanarao G, Arvind R e Atreja SK. 2011. Genotoxicidade induzida por congelamento em espermatozóides de búfalo (Bubalus bubalis) em relação ao estado antioxidante total. *Relatório de Biologia Molecular* **38**(3): 1499-1506.

Lewis SE, Sterling S, Young IS e Thompson W. 1997. Comparação de antioxidantes individuais e capacidade antioxidante total de esperma e plasma seminal em homens férteis e inférteis. *Fertilidade e esterilidade* **67**:142- 147.

Perumal P, Selvaraju S, Selvakumar S, Barik AK, Mohanty DN, Das S, Das RK e Mishra PC. 2011a. Efeito da adição pré-congelada de cloridrato de cisteína e glutationa reduzida no sémen de touros de camisola cruzada nos parâmetros de espermatozóides e taxas de concepção. *Reprodução em Animais Domésticos* **46**(4): 636-641.

Perumal P, Selvaraju S, Barik AK, Mohanty DN, Das S e Mishra PC. 2011b. Papel do glutatião reduzido na melhoria dos caracteres seminais congelados pós-descongelação de sémen de touro de Jersey pobre e congelável. *Indian Journal of Animal Science* **81**(8): 807-810.

Tomar NS. 1997. Inseminação Artificial e Reprodução de Gado e Búfalos. Sarojprakashan, Allahabad, Índia.

Urata K, Narahara H, Tanaka Y, Gashiru T, Takayama E e Miyakaw I. 2001. Efeito das espécies de oxigénio reactivo induzido por endotoxinas na motilidade do esperma. *Fertilidade e Esterilidade* **76**(1): 163-166.

Uysal O, Bucak MN e Yavas I. 2007. Efeito de vários antioxidantes sobre a qualidade do sémen de touro congelado com bocejo. *Journal of Animal and Veterinary Advances* **6**(12):1362-1366.

Watson PF. 1975. Utilização de Giemsa Stain para detectar alterações no acrossoma de espermatozóides de carneiro congelados. *Registo Veterinário* **97**(1): 12-15.

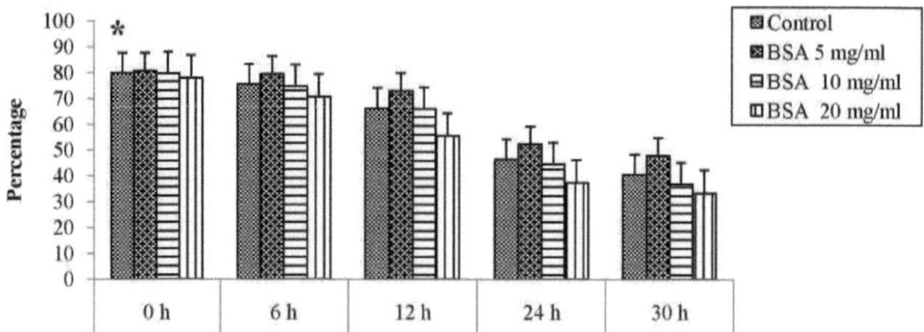

Fig.1. Efeito da suplementação com albumina de soro bovino (BSA) com diluentes na motilidade dos espermatozóides do sémen de mithun (* indica p< 0,05).

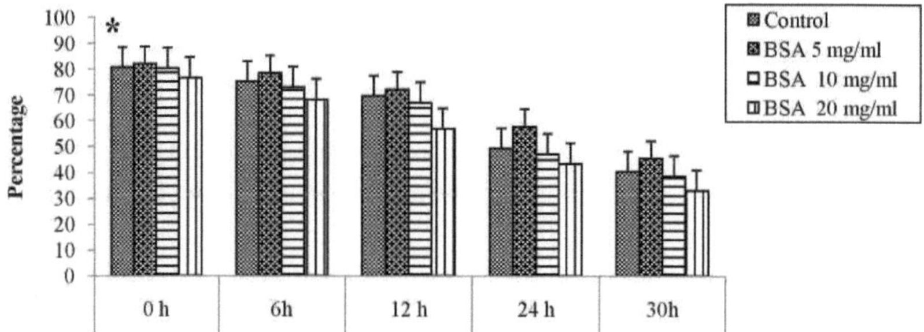

Fig.2. Efeito da suplementação com albumina de soro bovino (BSA) com diluentes na viabilidade dos espermatozóides do sémen de mithun (* indica p< 0,05).

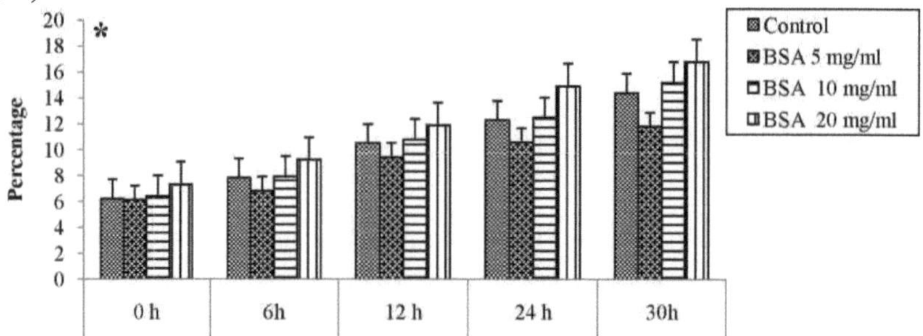

Fig.3. Efeito da suplementação com albumina de soro bovino (BSA) com diluentes na anormalidade total do esperma de espermatozóides do sémen de mithun (* indica p< 0,05).

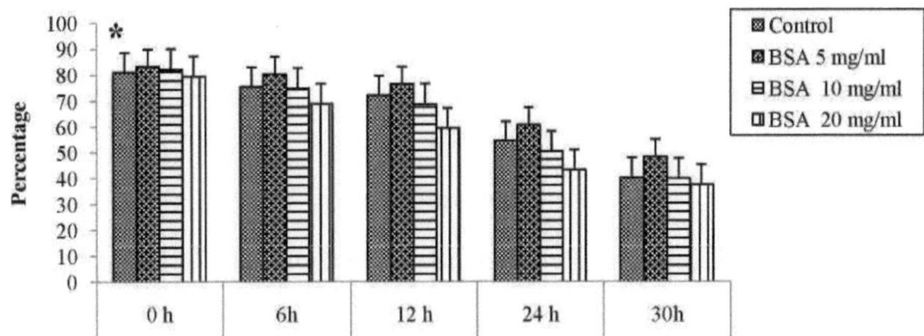

Fig.4. Efeito da suplementação com albumina de soro bovino (BSA) com diluentes na integridade acrossómica dos espermatozóides do sémen de mithun (* indica p< 0,05).

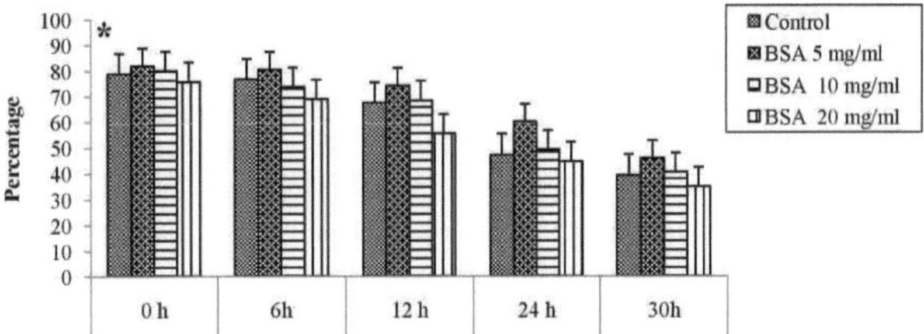

Fig.5. Efeito da suplementação com albumina de soro bovino (BSA) com diluentes na integridade da membrana plasmática (HOST) dos espermatozóides do sémen de mithun (* indica p< 0,05).

Capítulo 2

Albumina sérica bovina sobre criopreservação do sémen de mithun

P. Perumal

ICAR-National Research Centre on Mithun, Medziphema, Nagaland, Índia

Abstrato

Mithun é uma espécie bovina doméstica única das regiões montanhosas do nordeste da Índia. O presente estudo foi concebido para avaliar o efeito da albumina de soro bovino (BSA) nos parâmetros de qualidade do sémen pós descongelamento (SQPs), velocidade do esperma e perfis cinéticos, perfis de stress antioxidante e oxidativo e efluxo de colesterol do esperma em mithun. Foi seleccionado um total de 25 ejaculados com base em parâmetros biofísicos para a presente experiência. Cada amostra foi dividida em quatro alíquotas iguais após diluição com o extensor de Tris-citrato glicerol (TCG) como o Grupo I: controlo, os Grupos II, III e IV continham 5 mg/ ml, 10 mg/ml e 20 mg/ml de BSA, respectivamente. As amostras criopreservadas e descongeladas foram analisadas quanto aos seus parâmetros de motilidade (progressiva para a frente e no teste de penetração do muco cervical bovino [BCMPT]), parâmetros cinéticos e de velocidade pelo analisador de esperma assistido por computador (CASA), viabilidade, anomalias de esperma e nucleares, integridade do acrossoma, membrana plasmática e integrities nucleares, e perfis enzimáticos e bioquímicos do esperma (colesterol do esperma e stress antioxidante e oxidativo). O estudo revelou um aumento significativo (p <0,05) na viabilidade, normalidade espermática e nuclear, integridade do acrossoma, motilidade (progressiva e no muco cervical), teor de colesterol espermático e redução de fugas de enzimas intracelulares no Grupo II. Além disso, a integridade do acrossoma e as membranas bioquímicas foram significativamente protegidas (p < 0,05), além de uma melhoria significativa (p < 0,05) nos perfis cinético e de velocidade no extensor contendo 5 mg/ml de BSA. A análise de correlação revelou que os parâmetros cinéticos do esperma, SQPs e parâmetros antioxidantes tiveram correlação positiva significativa (p < 0,05) entre si, enquanto que estes perfis tiveram correlação negativa significativa (p < 0,05) com anomalias morfológicas do esperma, fugas de enzimas intracelulares e peróxido lipídico no esperma tratado com trealose. Estes resultados indicam claramente que a criopreservação dos espermatozóides de mithun em TCG era comparável com outras espécies, a inclusão de 5 mg/ml de BSA tem uma clara vantagem sobre o controlo ou 10 mg/ml ou 20 mg/ml de BSA. Pode concluir-se do presente estudo que a

suplementação de BSA em extensor de sémen pode ser eficazmente utilizada para reduzir o stress oxidativo e melhorar os perfis antioxidantes com efeitos benéficos em cascata nos parâmetros de qualidade do sémen criopreservado em mithun bull.
Palavras-chave: albumina de soro bovino, criopreservação, qualidade do sémen, perfis cinéticos, antioxidantes, stress oxidativo, mithun, espermatozóides

1. Introdução

Mithun é uma espécie bovina doméstica magnífica única na região nordeste de Hilly (NEH), na Índia. Vários relatórios revelaram que o mithun é afectado por uma depressão consanguínea intensiva devido à falta de touros reprodutores adequados e de gestão da reprodução (Dhali et al., 2008). Os mituns são criados em sistema extensivo de criação ao ar livre, sendo o serviço natural a prática preferida de reprodução com várias limitações; por conseguinte, a perda de desempenho produtivo bem como reprodutivo e estas limitações poderiam ser facilmente ultrapassadas através da implementação de programas de reprodução artificial. Foi realizada investigação preliminar sobre o efeito BSA em perfis básicos de qualidade do sémen em conservação líquida que 5 mg/ml de BSA é adequado para a conservação do sémen líquido de mithun (Perumal et al., 2015). A inseminação artificial contribui significativamente para o melhoramento genético; no qual uma única ejaculação de um macho é utilizada para impregnar muitas fêmeas. Várias fases do processo de congelação induzem stress físico, osmótico e químico na membrana do esperma associado a um stress oxidativo induzido por radicais livres (Chatterjee et al., 2001). Todos estes efeitos deletérios causam perda de motilidade, viabilidade, integridade do acrossoma, membrana plasmática e integridade nuclear, grande número de espermatozóides incapazes de fertilizar o óvulo e, por fim, infertilidade ou esterilidade (Bernardini et al., 2011, Medeiros et al., 2002, Tekin et al., 2006). O elevado teor de ácidos gordos insaturados nas membranas dos espermatozóides e a falta de um componente citoplasmático significativo que contenha antioxidantes, faz com que a espermatazoa seja altamente e facilmente susceptível à peroxidação lipídica devido à presença de radicais livres de oxigénio e H2O2 (Sinha et al., 1996). Assim, os investigadores concentraram-se na preparação de extensores através da inclusão de compostos estabilizadores de membrana, aditivos, antioxidantes, crioprotectores e agentes anti-apoptóticos para melhorar a capacidade criogénica ou a resistência criogénica dos espermatozóides. Os efeitos de ROS nos espermatozóides são perda irreparável de motilidade, desintegração do DNA do esperma e redução da capacidade fertilizante (Perumal et al., 2011).   Portanto, a   suplementação/inclusão/adição de   exógenos antioxidantes/aditivos no extensor de sémen (Shoae e Zamiri 2008, Perumal et al.,

2013) ou alimentação com antioxidantes naturais/sintéticos (Jayaganthan et al., 2013) ou óleo de linhaça (Perumal et al., 2019) ou implantação lenta de antioxidantes (Perumal et al., 2019) podem reduzir o efeito deletério dos antioxidantes oxidantes, bem como o stress criopressivo durante o processo de criopreservação do sémen (Perumal et al., 2011). Nos últimos anos, foram também realizados estudos sobre extensores de sémen bovino incluindo aditivos/antioxidantes tais como taurina (Perumal et al., 2013), glutationa (Perumal et al., 2013), catalase (Perumal et al., 2013), superóxido dismutase (Perumal 2014), melatonina (Perumal et al., 2015) e assim por diante para melhorar os SQPs e a fertilidade *in-vivo* ou *in vitro*.

A adição de aditivos como o BSA ao esperma de cabra (Anghel *et al.* 2010) e ao esperma de touro (Uysal *et al.* 2007) demonstrou proteger o esperma contra os efeitos deletérios ou prejudiciais do ROS e melhorar a motilidade do esperma e a integridade da membrana durante o armazenamento do esperma. A albumina é um importante antioxidante extra celular devido à sua propriedade de ligar iões metálicos de transição (Fe2+ e Cu+), minimizando assim a formação de OH⁻ radical, o promotor da peroxidação lipídica do esperma (Alvarez e Storey, 1983). Não há informação disponível sobre o efeito da BSA na criopreservação extensora de sémen baseada em Tris sobre a fertilidade dos touros de mithun. Por conseguinte, foi feita a hipótese de que a aplicação de BSA no extensor de sémen poderia ser mais benéfica nos parâmetros funcionais do esperma *in-vitro* em mithun. Com isto, o objectivo do presente estudo era avaliar o efeito de diferentes concentrações de BSA em diluentes de sémen sobre SQPs, perfis cinéticos e de velocidade, perfis de stress oxidativo e fugas de enzimas intracelulares do esperma criopreservado de mithun.

2. Materiais e métodos

2.1. Localização do estudo

O estudo proposto foi realizado na quinta de criação de mithun, ICAR-National Research Centre on Mithun, Medziphema, Nagaland, Índia. Está localizado entre 25°54'30' de latitude norte e 93°44'15' de longitude leste e a uma altitude de 250300 m acima do nível médio do mar. O índice de humidade da temperatura (THI) varia entre 54,41 ± 1,09 no Inverno (Novembro a Janeiro), 63,51 ± 1,85 na Primavera (Fevereiro a Abril), 74,00 ± 1,77 no Outono e 76,06 ± 1,74 no Verão (Maio a Julho).

2.2. Animais experimentais

Foram seleccionados dez touros de mithun de 4-6 anos de idade aparentemente saudáveis (pontuação de condição corporal 5-6 de 10, classificados como bons). O peso corporal médio dos touros era de 510 kg (495-520 kg). Os animais experimentais foram mantidos em condições uniformes de alimentação (horário da quinta), iluminação, alojamento e outras condições de maneio. Foram oferecidos aos animais experimentais água potável *ad libitum*, 30 kg de forragens mistas da selva (18,40% e 10,20% de matéria seca e proteína bruta, respectivamente) e 4 kg de concentrados (87,10% e 14,50% de matéria seca e proteína bruta, respectivamente) fortificados com mistura mineral e sal. O alimento concentrado consistiu em milho: 35%, arroz polido: 25%, farelo de trigo: 25%, bolo de óleo de amendoim: 12%, sal: 0,80%, mistura mineral: 2% e mistura de vitaminas: 0.2%.

2.3. Preparação do extensor

O extensor utilizado neste estudo continha Tris (hidroximetil) aminometano: 3,028 g, ácido cítrico: 1,675 g; frutose: 1.250 g; glicerol (7%): 7 mL; sulfato de estreptomicina (u/mL): 1000; penicilina G sódio (lU/mL): 1000; e diferentes concentrações de taurina (25 mM ou 50 mM ou 100 mM, no Grupo II ou III ou IV, respectivamente) para 100 mL de água deionizada. O extensor para o controlo (Grupo I) não continha taurina. O pH final do extensor utilizado nos três grupos foi ajustado para 6,8-7,0 utilizando 0,1 N NaOH ou HCL diluído.

2.4. Recolha e tratamento de sémen

O sémen foi colhido não mais de duas vezes por semana de qualquer animal através do método de massagem trans-retal. Em resumo, as glândulas vesiculares foram massajadas centralmente e para trás durante 5 min, seguidas da ordenha suave das ampolas, uma a uma, durante 3-5 min, que resultou em erecção e ejaculação. Após descartar as secreções transparentes iniciais, foram recolhidas gotas de sémen puras num tubo de ensaio graduado com a ajuda de um funil. Foram seleccionadas para a experiência amostras de sémen com actividade de massa de 3+ ou superior. Em cada dia de colheita, foram obtidos um mínimo de dois bons ejaculados por touro. Imediatamente após a colheita, os ejaculados foram mantidos num banho de água a 37°C e avaliados quanto ao volume, cor, consistência, pH, concentração e actividade de massa. Após descartar os ejaculados com grande variação no pH (ou seja <6,7 e >7,2), cor ou volume demasiado baixo (< 0,5 mL), os restantes foram avaliados microscopicamente. Estes ejaculados foram avaliados e aceites para avaliação se os seguintes critérios fossem satisfeitos: concentração: > 500 milhões/mL, actividade de massa >3+, motilidade individual: >70% e anomalias morfológicas totais <10% ou abaixo foram processados mais tarde. Seguindo o protocolo de rastreio acima referido, foram seleccionados 50 ejaculados. Após as avaliações preliminares, dois ejaculados consecutivos de um mesmo touro foram agrupados (doravante denominados "amostra", n = 25) e submetidos à dupla diluição inicial com extensor de Tris-citrato glicerol (TCG) pré-aquecido (37°C). Assim, das colecções iniciais, 50 ejaculados seleccionados foram reunidos para fazer 25 amostras para a experiência. As amostras parcialmente diluídas foram levadas para o laboratório num frasco isolado contendo água quente (37°C) para processamento posterior. As amostras com motilidade individual >70% ou superior foram processadas mais tarde.

Cada amostra foi dividida em quatro alíquotas e diluída (para obter uma concentração final de 60 milhões de espermatozóides por mL) com o extensor TCG contendo 0 mg/ml ou 5 mg/ml ou 10 mg/ml ou 20 mg/ml BSA (Grupos I, II, III ou IV, respectivamente). As amostras de sémen diluídas de cada grupo foram arrefecidas simultaneamente de 37°C a 5°C a uma taxa de 0,2-0,3°C por minuto numa câmara fria (IMV, L'Aigle, França) e mantidas a 5°C durante 2 h. As palhetas de policloreto de vinilo (PVC) (0,5 mL) (IMV, L'Aigle, França) foram enchidas e mantidas numa câmara fria a 5°C durante 2,5 h. Posteriormente, estas palhetas foram limpas, secas e espalhadas sobre a grelha de congelação. A grelha contendo palhinhas foi mantida num congelador biológico programável para congelação (temperatura final mantida a -124°C, 12 min) seguida de mergulhar as palhinhas no azoto líquido (-196°C) e foi aí armazenada.

2.5. Avaliação do sémen pós descongelamento

No momento da avaliação, as palhetas de sémen armazenadas foram retiradas dos cryocans e descongeladas em água a 37°C durante 30 s. Os parâmetros de qualidade do sémen (SQPs), nomeadamente a motilidade do esperma após o descongelamento (Salisbury et al., 1985), os parâmetros cinéticos, de velocidade e de motilidade pelo analisador de esperma assistido por computador (CASA; Hamilton Thorne Sperm Analyser, HTM- IVOS, versão IVOS 11, Hamilton Thorne Research, EUA; Perumal et al, 2014), viabilidade e anomalia total do esperma por coloração eosina-nigrosina (Lasley e Bogart 1944), integridade acrossómica por coloração Giemsa (Watson 1975), integridade da membrana plasmática por teste de inchaço hipoosmótico (Jeyendran et al, 1984), integridade nuclear pela técnica de coloração Feulgen (Barth e Oko 1989) e distância de vanguarda percorrida pelo esperma no teste de penetração do muco cervical bovino (Prasad et al., 1999) foram determinadas.

2.6. Ensaios bioquímicos

Uma alíquota de sémen de cada amostra foi centrifugada a 800 x g durante 10 min; o plasma seminal foi sifonado e as pastilhas de esperma foram separadas e lavadas por ressuspensão em PBS e centrifugação (três vezes). O plasma seminal foi confirmado livre de espermatozóides ao colocar uma gota sob uma ampliação de alta potência de um microscópio. Após a centrifugação final, foi adicionado 1 mL de água desionizada aos espermatozóides. O plasma seminal e as pastilhas de esperma foram congelados de imediato e armazenados em criovias esterilizadas em congelador profundo a -80°C até nova análise. No momento da estimativa, a concentração de espermatozóides foi determinada e depois re-diluída para conter 100×10^6 células/mL. Foram estimados perfis bioquímicos tais como AST, ALT, LDH, SOD, CAT, GSH e TAC em plasma seminal de amostra de espermatozóides congelados e MDA e colesterol em granulado de esperma congelado descongelado.

2.6.1. Vazamento de enzimas intracelulares

As actividades das enzimas intracelulares como a aspartato aminotransferase (AST) e a alanina aminotransferase (ALT) foram estimadas no plasma seminal de acordo com o método descrito por Reitman e Frankel (1957) e a sua actividade foi expressa em iimol/dL. Do mesmo modo, a actividade da actividade da lactato desidrogenase (LDH) no plasma seminal foi determinada de acordo com o método descrito por Wotten (1964) e a sua actividade foi expressa em IU/dL.

2.6.2. Perfis de stress antioxidante e oxidativo

Capacidade antioxidante total (TAC, K274; Bio Vision, CA, EUA; mmol/mL) e superóxido dismutase (SOD; U/mL), glutationa (GSH; ^mol/mL) e catalase (CAT; nmol/min/mL) foram estimados usando kits ELISA disponíveis comercialmente (706002, 703002 e 707002, Cayman Chemical Co., EUA, respectivamente) em densidade óptica (X 570, 440-460, 405-424 e 540 nm, respectivamente). Estes antioxidantes foram estimados com a utilização de espectrofotómetro de microplacas (Thermo Scientific Multiskan GO Microplate Spectrophotometer, USA). O nível de peroxidação lipídica dos espermatozóides foi medido através da determinação da produção de malondialdeído (MDA) a 535 nm, utilizando ácido tiobarbitúrico (TBA)-ácido tricloroacético (TCA), segundo o método de Buege e Aust (1978), modificado por Suleiman et al. (1996).

2.7. Teor de colesterol de esperma

O teor de colesterol (CHO) nos espermatozóides foi estimado de acordo com o método de Bligh e Dyer (1959) com algumas modificações. Cem milhões de espermatozóides lavados foram tomados numa ampola de 10 mL. O granulado de esperma foi extraído com 20 volumes de clorofórmio: solução de metanol (1:1 v/v) e vortexado durante 20 s. Posteriormente, foi centrifugado a 800 x g durante 5 min. Os espermatozóides foram evaporados até à secura sob gás nitrogénio líquido e mantidos a -20°C. No momento da estimativa, 0,5 mL de clorofórmio foi adicionado a cada frasco, o colesterol foi estimado pelo kit de ensaio de colesterol (Span Diagnostics Ltd., Índia) e os resultados foram expressos como ,colesterol ug/10^8 espermatozóides.

2.8. Análise estatística

A análise de variância (ANOVA) foi realizada utilizando um modelo de revestimento generalizado (Statistical Analysis System for Windows, SAS Versão 9.3; SAS Institute, Inc., Cary, NC, 2001). As figuras apresentam os dados não transformados. Os meios foram analisados através de uma análise de variância (ANOVA), seguida do teste post-hoc de Tukey para determinar diferenças significativas entre os tratamentos e grupos de controlo sobre estes parâmetros de esperma utilizando o programa informático SAS /PC. As diferenças com valores de $p<0,05$ foram consideradas estatisticamente significativas após transformação arcsine dos dados percentuais. Associações entre diferentes SQPs, parâmetros CASA, perfis bioquímicos e parâmetros de stress antioxidante e oxidativo foram analisadas para significância estatística utilizando o coeficiente de correlação de Pearson utilizando o software SAS 9.3.1. Se o valor r for superior a 0,50, a correlação é considerada como grande, 0,50-0,30 é considerada como moderada, 0,30-0,10 é considerada como pequena.

3. Resultado

As amostras de sémen Mithun (n = 50) são maioritariamente de cor branco-creme a creme espesso com um volume médio de sémen de $2,35 \pm 0,12$ mL com uma concentração média de esperma de $865,14 \pm 8,94$ milhões por mL. A análise estatística revelou um aumento significativo ($p < 0,05$) nos parâmetros de qualidade em ejaculados diluídos com 5 mg/ml de BSA. As enzimas intracelulares revelaram uma redução significativa ($p < 0,05$) e a AST, ALT e LDH foram encontradas como reduzidas em 5 mg/ml de BSA em comparação com as de outros grupos de tratamento e controlo. Os perfis de colesterol espermático e de antioxidantes plasmáticos seminais mostraram uma melhoria significativa ($p < 0,05$) com redução simultânea do conteúdo de peróxido lipídico (MDA) de espermatozóides. Parâmetros experimentais tais como SQPs e perfis antioxidantes foram mostrados aumento e fuga de enzimas intracelulares, anomalias morfológicas do esperma e MDA foram mostrados diminuição significativa ($p<0,05$) nos 5 mg/ml de BSA do que nos grupos de controlo de 10 ou 20 mg/ml de BSA tratados e não tratados.

3.1. Parâmetros de qualidade do sémen

A espermatazoa tratada com BSA 5 mg/ml tem uma motilidade pós descongelamento significativamente maior do que as que estão controladas (7,42%), BSA 10 mg/ml (3,51%) e BSA 20 mg/ml (3,21%). Do mesmo modo, a viabilidade foi significativamente mais elevada em 5 mg/ml de BSA do que os controlados (11,43%),   10 mg/ml (3,12%) e 20 mg/ml (4,56%). A integridade Acrossomal de
espermatazoa era significativamente mais elevada em 5 mg/ml em comparação com os que estavam sob controlo (6,89%),   10 mg/ml (3,56%) e 20 mg/ml (4,12%); enquanto que o esperma total
a anormalidade morfológica foi significativamente ($p < 0,05$) reduzida em 5 mg/ml de BSA tratada do que a tratada no controlo (10,23%), 10 mg/ml (4,76%)

e 20 mg/ml (3,89%). A integridade da membrana plasmática foi significativamente (p < 0,05) afectada com o tratamento com BSA que 5 mg/ml de esperma tratado mostrou uma maior integridade da membrana do que os que estavam em controlo sem tratamento (11,89%) e outros grupos de tratamento (10 mg/ml: 4,34% e 20 mg/ml: 6,89%). A integridade nuclear também estava a seguir a mesma tendência que a HOST (5 mg/ml > 10 mg/ml ou 20 mg/ml ou controlo: 4,12, 2,89 ou 6,67%, respectivamente). A distância de vanguarda percorrida pelo esperma em CMPT é significativamente mais elevada em 5 mg/ml do que em 10 mg/ml (6,43%) ou 20 mg/ml (3,56%) ou grupos de controlo (6,67%) (Figura 1).

3.2. Parâmetros de velocidade e motricidade pela CASA

A mobilidade progressiva (FPM) do esperma foi significativamente (p < 0,05) mais elevada em 5 mg/ml do que noutros grupos (10 mg/ml: 4,78%, 20 mg/ml: 7,65% e controlo: 14,32%). Do mesmo modo, a motilidade total (TM) foi significativamente (p < 0,05) mais elevada em 5 mg/ml do que a de outros grupos de BSA tratados (4,35 a 5,67%) e de controlo sem tratamento (11,21%). Por outro lado, a motilidade estática (SM) foi significativamente (p < 0,05) reduzida nos BSA tratados do que nos grupos de controlo (22,45% vs 26,23%). Perfis de velocidade (motilidade curvilínea: VCL, velocidade em linha recta: VSL e velocidade média da trajectória: VAP) foram significativamente (p < 0,05) mais elevados em BSA 5 mg/ml do que os de 10 mg/ml (1,5-2,6%) ou 20 mg/ml (4,3-7,8%) ou grupos de controlo sem tratamento (2,2-8,4%). BSA 5 mg/ml tem significativamente (p < 0,05) maior amplitude de deslocamento lateral da cabeça (ALH) do que os grupos de controlo (14,56%), 10 mg/ml (6,43%) e 20 mg/ml (2,12%) e tendência semelhante para a frequência cruzada de batimentos (BCF) (13,87, 6,43 e 11,67%). A rectidão (STR) foi 1,36 a 2,93% mais elevada em 5 mg/ml tratados do que outros grupos de BSA tratados ou de controlo (Figura 2).

3.3. Vazamento de enzimas intracelulares

A fuga de enzima intracelular como a AST foi significativamente (p < 0,05) reduzida em 5 mg/ml tratados do que nos grupos de controlo sem tratamento (13,31%) ou BSA tratados (10 mg/ml; 4,02% ou 20 mg/ml; 3,87%). Observação semelhante foi observada em fugas ALT (15,78, 4,34 ou 2,89%, respectivamente). Da mesma forma, outra enzima LDH também revelou que a fuga foi significativamente (p < 0,05) reduzida em 5 mg/ml do que nos grupos de 10 mg/ml (3,23%) ou 20 mg/ml (5,12%) ou controlo (5,43%) (Figura 3).

3.4. Enzimas antioxidantes

Os perfis antioxidantes tais como TAC, GSH, SOD e CAT eram mais elevados e o perfil de stress oxidativo tal como MDA era significativamente inferior (p < 0,05) em 5 mg/ml do que os de 10 mg/ml ou 20 mg/ml ou grupos de controlo sem tratamento. BSA 5 mg/ml tinha perfis antioxidantes significativamente (p < 0,05) mais altos e menos MDA do que os dos grupos de controlo (10,56-18,12% e 16,45%) ou 10 mg/ml (8,23-16,78% e 5,13%) ou 20 mg/ml (7,91-13,34% e 6,19%) em touros de mithun (Figura 4).

3.5. Colesterol de esperma

O colesterol era significativamente mais elevado em 5 mg/ml do que em 10 mg/ml ou 20 mg/ml ou grupos de controlo sem tratamento. BSA 5 mg/ml tinha significativamente ($p<0,05$) colesterol de esperma mais elevado do que nos grupos de controlo (11,43%) ou 10 mg/ml (9,54%) ou 20 mg/ml (11,12%) em touros de mithun (Figura 4).

3.6. Estudo de correlação

A análise de correlação revelou que os SQPs tais como motilidade progressiva para a frente, habitabilidade, integridade acrossómica, integridade da membrana plasmática, teste de penetração do muco cervical & integridade nuclear, parâmetros CASA tais como FPM, TM, VCL, VSL, VAP, LIN, STR, ALH & BCF, parâmetros antioxidantes tais como GSH, SOD, CAT & TAC e perfil bioquímico tal como o colesterol do esperma tinham significantes ($p < 0.05$) correlação positiva entre si enquanto que estes perfis tinham correlação negativa significativa ($p < 0,05$) com TSA, SM, AST, ALT, LDH e MDA no esperma tratado com trealose (Figura 5).

4. Discussão

A análise do presente estudo revelou que a inclusão de 5 mg/ml de BSA no extensor de sémen melhorou os SQPs, o nível de antioxidantes e o colesterol total dos espermatozóides, enquanto reduziu a fuga de enzimas intracelulares, a formação de radicais livres e as anomalias morfológicas dos espermatozóides no mithun. Assim, protege eficazmente as estruturas e funções dos espermatozóides. Além disso, o esperma tratado com BSA pode melhorar a qualidade do sémen ao preservar eficazmente durante o procedimento de inseminação artificial. A análise da literatura disponível não revelou qualquer informação sobre a inclusão de BSA em SQPs *in-vitro*, perfis de stress antioxidante e oxidativo e perfis bioquímicos na criopreservação do sémen de mithun e, tanto quanto sabemos, este é o primeiro relatório sobre o efeito da BSA no sémen criopreservado em mithun. Embora vários autores tenham relatado que a BSA tem efeitos benéficos significativos em SQPs e perfis de stress antioxidante e oxidativo e perfis bioquímicos em diferentes espécies como esperma de cabra (Anghel *et al.* 2010) e esperma de touro (Uysal *et al.* 2007), faltavam estudos semelhantes em mithun. Os efeitos benéficos do BSA na conservação do sémen devem-se ao facto de ser um estabilizador de membrana muito potente (Chhillar *et al.*, 2012).

No presente estudo, a suplementação de BSA sobre estes parâmetros seminais revelou diferenças significativas ($p< 0,05$) entre os grupos de tratamento. O Tris diluente contendo

5. mg/ml de BSA aumentou significativamente os parâmetros de qualidade do sémen, os perfis cinético e de velocidade, e os perfis antioxidantes e diminuiu as anomalias totais do esperma, o perfil de stress oxidativo e a fuga de enzimas intracelulares em mithun. Mas 10 mg/ml e 20 mg/ml de BSA levam a uma significativa (P<0,05) diminuição da motilidade, viabilidade e integridade da membrana e aumento das anomalias espermáticas, ROS e espermatozóides estáticos. Estas diminuições podem ser devidas ao aumento da osmolaridade extensora, que é prejudicial para o espermatozóide. A BSA pode proteger a integridade da membrana do esperma do choque térmico durante o processo de diluição-arrefecimento-armazenamento dos espermatozóides (Lewis *et al.* 1997). Uma provável melhoria na qualidade do sémen por adição de BSA no diluente de sémen mithun está mais provavelmente relacionada com uma inibição da peroxidação lipídica da membrana plasmática do esperma, como foi revelado por Barati *et al.* (2011). A albumina é um importante antioxidante extra celular devido à sua propriedade de ligar iões metálicos de transição (Fe^{2+} e Cu^+), minimizando assim a formação do radical OH^-, o promotor da peroxidação lipídica do esperma (Alvarez e Storey, 1983). Os resultados actuais estão de acordo com os obtidos nas experiências com esperma de cabra (Anghel *et al.* 2010) e esperma de touro (Uysal *et al.* 2007). Contudo, para concentrações elevadas de BSA (20mg/ml), os valores de todos os parâmetros de qualidade do esperma diminuem significativamente (p < 0,05). Também a percentagem de anomalias morfológicas aumenta para esta concentração pode ser devida a meios hipertónicos.

Os resultados do presente estudo mostraram que a adição de 5 mg/ml de BSA melhora a qualidade de conservação do sémen de mithun. Em contraste, a taxa de declínio na percentagem de motilidade foi mais elevada em amostras de sémen tratadas com 10 mg/ml ou 20 mg/ml ou sem BSA. Mas a inclusão de 5 mg/ml de BSA, os parâmetros de motilidade e viabilidade foram aumentados em comparação com o grupo de controlo (Uysal *et al.* 2007, Anghel *et al.* 2010). Foi relatado que a qualidade do sémen congelado descongelado diminuiu, a julgar pela motilidade e morfologia (Urata *et al.* 2001). Os diferentes efeitos dos diferentes níveis de BSA podem ser explicados de acordo com o relatório de Anghel *et al.* (2010) e Uysal *et al.* (2007) mostraram que a quantidade excessiva de aditivos causou uma elevada fluidez da membrana plasmática acima do ponto desejado, tornando o esperma mais propenso a danos acrossómicos. Além disso, a concentração de BSA adicionada ao extensor deve ser considerada uma vez que uma dose elevada pode ser prejudicial para os espermatozóides devido à alteração do estado fisiológico do extensor de sémen. Em mithun, a sobrevivência dos espermatozóides aumentará quando a dose de antioxidante adicionado ao extensor aumentar. No entanto, a dosagem superior à quantidade necessária era tóxica para os espermatozóides (Uysal e Bucak 2007). A expressão excessiva de BSA pode reflectir um defeito nos espermatozóides, bem como danos celulares nos espermatozóides, resultando numa diminuição do potencial de fertilização dos espermatozóides. As diferenças nos protocolos de preservação e formulações de extensores entre laboratórios, o tempo de adição/exposição de esperma com aditivo, a concentração de aditivo e entre espécies podem explicar, pelo menos em parte, esta variabilidade. A melhoria da qualidade do sémen devido à adição de BSA exógena registada no presente estudo foi previamente relatada sob a forma de motilidade e membrana acrossómica intacta no esperma de cabra (Anghel *et al.* 2010) e esperma de touro (Uysal *et al.* 2007). As percentagens mais elevadas de plasma intacto e membranas acrossómicas que foram encontradas na presente experiência devido a 5 mg/ml de BSA podem ser a razão para uma melhor motilidade nestas amostras (Uysal *et al.* 2007). Mitocôndrias em espermatozóides encapsulam o axossoma, ligam-se com fibras densas nas peças do meio e produzem trifosfato de adenosina. Foi relatado que o axoneme e a mitocôndria em espermatozóides podem ser danificados por um elevado nível de ROS (Aitken e Clarkson 1987). O presente estudo demonstrou que a BSA pode estabilizar e proteger as mitocôndrias, especialmente a 5 mg/ml.

Além disso, mantém a integridade do plasma, da membrana mitocondrial e a estrutura do citoesqueleto do flagelo do esperma como efeitos protectores das células. Trehalose também protege o nível de SOD e CAT no extensor de sémen, o que ajuda a manter o transporte da membrana e a fertilidade dos espermatozóides. O axossoma e as fibras densas associadas das peças intermediárias do esperma são cobertas por mitocôndrias que geram energia a partir de armazéns intracelulares de ATP. Estes são responsáveis pela mobilidade do esperma (Garner e Hafez 1993). Com base nos nossos resultados, podemos colocar a hipótese de que a trehalose aditiva mostrou efeitos protectores sobre a integridade funcional do axossoma e das mitocôndrias, melhorando a motilidade espermática no armazenamento criopreservado de sémen de mitocôndria.

Devido à membrana do esperma dos mamíferos ter ácidos gordos polinsaturados elevados, torna o esperma muito susceptível à LPO, que ocorre como resultado da oxidação dos lípidos da membrana por moléculas de oxigénio parcialmente reduzidas, tais como superóxido, peróxido de hidrogénio e radicais hidroxil. A peroxidação lipídica da membrana do esperma conduz, em última análise, ao comprometimento da função espermática devido aos ataques de ROS, à alteração da motilidade espermática e da integridade da membrana e aos danos no DNA espermático e na fertilidade através do stress oxidativo e da produção de aldeídos citotóxicos (Griveau *et al.*, 1995). O mecanismo de defesa antioxidante endógeno neutraliza os efeitos nocivos destas ROS (Jayaganthan *et al.*, 2013). Contudo, quando o mecanismo antioxidante se esgota, o excesso de ROS contribui para o stress oxidativo nos espermatozóides e causa peroxidação lipídica (Aitken e Baker, 2004, McCarthy *et al.*, 2010, Perumal *et al.*, 2011b). No nosso estudo também se verificou que a taxa de peroxidação lipídica é significativamente mais elevada no grupo não tratado do que no grupo tratado. Após a suplementação de BSA à taxa de extensão da peroxidação lipídica, a taxa de peroxidação lipídica foi significativamente reduzida. Os nossos resultados estão de acordo com Barati *et al.* (2011) onde foi demonstrado que a suplementação de 5 mg/ml de BSA no extensor à base de gema de ovo melhora a qualidade do esperma e os parâmetros de stress oxidativo no armazenamento líquido de sémen de mithun. A albumina é um importante antioxidante extra celular devido à sua propriedade de ligar iões metálicos de transição (Fe2+ e Cu+), minimizando assim a formação de OH⁻ radical, o promotor da peroxidação lipídica do esperma (Alvarez e Storey, 1983). Portanto, a inclusão de albumina como BSA exogenamente pode modular a estrutura da membrana para ajudar a preservar eficazmente o sémen de mithun.

Os níveis enzimáticos do plasma seminal são muito importantes para o metabolismo do esperma, bem como para o funcionamento do esperma (Brooks, 1990). Por conseguinte, foram recomendadas estimativas destas enzimas como marcadores da qualidade do sémen, uma vez que indicam danos no esperma (Pesch *et al.*, 2006). AST e ALT são essenciais para processos metabólicos que fornecem energia para a sobrevivência, motilidade e fertilidade dos espermatozóides e estas actividades de transaminase no sémen são bons indicadores da qualidade do sémen porque medem a estabilidade da membrana do sémen (Corteel, 1980). Assim, o aumento da percentagem de espermatozóides anormais na ejaculação provoca uma alta concentração de enzima transaminase no fluido extracelular devido a danos nas membranas dos espermatozóides e facilidade de fuga de enzimas dos espermatozóides (Gundogan, 2006). Além disso, o aumento das actividades AST e ALT do plasma seminal e do sémen durante o armazenamento pode ser devido à instabilidade estrutural do esperma (Buckland, 1971). No presente estudo, os níveis de AST e ALT foram reduzidos em comparação com o controlo indica que a BSA manteve a integridade da membrana do acrossoma, plasma, mitocôndria e flagella do esperma. O glutationa (GSH) é o tiol não protéico mais abundante em células de mamíferos e está presente principalmente na forma reduzida (GSH) e apenas uma pequena quantidade está na forma oxidada (GSSG). O sistema antioxidante GSH consiste em GSH reduzido, GSSG oxidado, glutationa redutase (GRD), GPX e glutationa transferase. O GRD estimula a redução de GSSG para GSH. Isto assegura um fornecimento constante do substrato redutor (NADPH) à GPX. O G6PD é necessário para a conversão de NADP para NADPH, que é chamado de ciclo redutor de GSH oxidante em espermatozóides e plasma seminal. No presente estudo, o GSH era mais elevado no plasma seminal do sémen adicionado de trealose, uma vez que mantêm o sistema antioxidante no sémen de mithun.

A catalase é derivada da epidídima, vesícula seminal e desintoxica tanto intra como extracelular H2O2 por redução para H2O e O2 (Aitken 1995) e também previne a perda de motilidade causada pelas ROS geradas por leucócitos no sémen (de Lamirande et al., 1997). Do mesmo modo, oSODcatalisa dismutação do superóxido em oxigénio e peróxido de hidrogénio. A sua acção necrófago tanto extracelular como intracelular do anião superóxido e impede a peroxidação lipídica da membrana plasmática. SOD desmonta espontaneamente (O_2^-) anião para formar O_2 e $H_2 O_2$. A SOD também previne a hiperactivação prematura e a condensação induzida pelos radicais superóxidos antes de ejacular (de Lamirande e Gagnon 1995). No presente estudo, a concentração de SOD e CAT foram mais elevadas no sémen tratado com BSA. Mas normalmente, o plasma seminal é uma fonte potente deste antioxidante, SOD (Kobayashi et al., 1991). Os elevados níveis de material polinsaturado facilmente peroxidável expõem os espermatozóides ao stress oxidativo excessivo e a actividade de SOD das amostras de esperma é um bom preditor do seu tempo de sobrevivência. O BSA, quando aplicado numa dose de 5 mg/ml, melhorou a motilidade dos espermatozóides durante a conservação, e mostrou propriedades anti-oxidantes, elevando o nível CAT, em associação com a concentração de SOD.

Também previne o efluxo de colesterol da membrana do esperma e a produção de MDA em diluentes indica que previne a condensação prematura e a reacção acrossómica como actuando como estabilizador de membrana. Juntamente com os fosfolípidos, o colesterol é necessário para a integridade física das células e assegura a fluidez da membrana celular. O colesterol desempenha um papel especial na membrana do esperma porque a sua libertação da membrana do esperma inicia a etapa chave no processo de capacitação e reacção acrossómica que é crucial para a fertilização (Witte e Schafer-Somi, 2007, Srivastava *et al.*, 2013). Além disso, a adição de colesterol aos diluentes antes do descongelamento aumenta a resistência dos espermatozóides ao stress causado pelos procedimentos de congelação-descongelação, preservando a motilidade do esperma e o potencial de fertilização (Moore *et al.*, 2005). No presente estudo, o efluxo de colesterol e a produção de MDA foram reduzidos no grupo tratado, em comparação com o grupo de controlo sem tratamento. Assim, as amostras de sémen tratadas com BSA terão um elevado poder crio-resistente em comparação com o grupo de controlo sem tratamento. No presente estudo, observou-se que os parâmetros de esperma que receberam a 5 mg/ml de BSA eram significativamente mais elevados do que os do outro grupo e do grupo de controlo.

BSA ajuda a manter a integridade do acrossoma normal e estabiliza o plasmalemma dos espermatozóides, aumentando assim a motilidade (Uysal *et al.* 2007, Anghel *et al.* 2010). BSA, em espermatozóides é capaz de reagir com muitas ROS directamente para proteger as células de mamíferos contra o stress oxidativo, e assim manter a motilidade dos espermatozóides (Lewis *et al.* 1997). Por conseguinte, como se viu neste estudo, foram investigadas tentativas de melhorar a motilidade e viabilidade das células espermáticas através da incorporação de BSA em armazenamento líquido (Azawi e Hussein 2011) e forma de sémen congelado (Uysal *et al.* 2007, Anghel *et al.* 2010). Neste estudo, as melhorias observadas na qualidade do esperma podem ser atribuídas à prevenção da geração excessiva de radicais livres, produzidos pelos próprios espermatozóides, por meio da sua propriedade antioxidante de BSA.

Concluiu-se que os possíveis efeitos protectores da suplementação de BSA são a manutenção da estrutura da membrana do esperma e a prevenção do efluxo de colesterol e fosfolípidos da membrana celular, enzimas intracelulares e produção de MDA de forma dependente da dose. Assim, pode proteger os espermatozóides durante a conservação e aumentar a fertilidade nesta espécie a 5 mg/ml. Estudos futuros através da medição do nível de fertilidade no ensaio de fertilidade *in-vitro* ou *in-vivo* são justificados para confirmar os resultados actuais.

Referências

Abdelhakeam, A.A., Graham, E.F., Vazquez, I.A. e Chaloner, K.M. (1991). Estudos sobre a ausência de glicerol no sémen de carneiro não congelado e congelado: Desenvolvimento de um extensor para efeito de congelação - efeito de pressão osmótica, níveis de gema de ovo, tipo de açúcares, e método de diluição. *Criobiologia*. **28:** 43-49.

Aboagla, E.M. e Terada, T. (2003). Fluidez da membrana de espermatozóides de cabras e a sua protecção durante a congelação. *Biol. Reprod.* **69** (4): 1245-1250.

Aisen, E.G., Medina, V.H. e Venturino, A. (2002). Criopreservação e fertilidade pós-descongelação do sémen de carneiro congelado em diferentes concentrações de trehalose. *Theriogenologia.* **57:** 1801-1808.

Aitken J. Mecanismos de prevenção da peroxidação lipídica em espermatozóides humanos. In: Reacção do acrossoma humano. Eds: Fenichel P, Parinaud P. 1995; p: 339-353.

Alvarez, J.G. e Storey, B.T. (1992). Evidência de aumento de danos peroxidativos lipídicos e perda de actividade de desmancha de superóxido como modelo de dano crio letal ao esperma humano durante a criopreservação. *Journal of Andrology*. **13:** 232241.

Barth AD, Oko RJ. Preparação do sémen para exame morfológico. In: Morfologia anormal dos espermatozóides bovinos. Ames, IA: Iowa State University Press; 1989; p. 8-18.

Bernardini A, Hozbor F, Sanchez E, Fornes M, Alberio R, Cesari A. As proteínas plasmáticas seminais de carneiro conservadas ligam-se à membrana do esperma e reparam os danos de criopreservação. Theriogenologia 2011; 76: 436-47.

Bligh EG, Dyer WJ. Um método rápido de extracção e purificação lipídica total. Can J Biochem Physiol 1959; 37: 911-7.

Brooks, D.E. (1990). Bioquímica das glândulas acessórias masculinas. In: Lamming, GE (Ed.), Marshall's physiology of reproduction. (4th Edn.), Edinburgh, Churchill Livingstone. PP: 569-690.

Bucak, M.N., Atessahin, A., Varis, L.O., Yuce, A., Tekin, N. e Akcay, A. (2007). A influência da trehalose, taurina, cisteamina e hialuronan no sémen de carneiro: parâmetros de stress microscópico e oxidativo após o processo de congelação-descongelação. *Theriogenologia.* **67**: 1060-1067.

Buckland, R.B. (1971). A actividade de seis enzimas do plasma seminal e esperma de galinha. 1. Efeito do armazenamento in vitro e de famílias sib integrais na actividade enzimática e na fertilidade. *Poult. Sci.* **50**: 1724-1734.

Buege JA, Aust SD. Peroxidação lipídica microssomal. Métodos Enzymol 1978; 52: 302-10.

Chatterjee S, de Lamirande E, Gagnon C. A criopreservação altera o estado sulfídico da membrana dos espermatozóides de touro: protecção por glutatião oxidado. Mol Reprod Dev 2001; 60: 498-506.

Chhillar, S., Singh, V. K., Kumar, R. e Atreja, S. K. (2012). Efeitos da suplementação com Taurina ou Trehalose na competência funcional do sémen criopreservado de Karan Fries. *Animais. Reprod. Sci.* **135**: 1- 7.

Corteel, J.M. (1980). Effets du plasma seminal sur la survie et la fertilite des spermatozoides conserve *in vitro. Reprod. Nutr. Desenvolver.* **20**: 1111-1123.

de Lamirande E, Gagnon C. Impacto das espécies reactivas de oxigénio nos espermatozóides: Um acto de equilíbrio entre os efeitos benéficos e prejudiciais. Human Reprod 1995; 10(1): 15-21.

de Lamirande E, Jiang H, Zini A, Kodama H, Gagnon C. Espécies reactivas de oxigénio e fisiologia do esperma. Rev Reprod 1997; 2(1): 48-54.

Dhali A, Mech A, Prakash B, Mondal M, Mukherjee A, Mukherjee S, Rajkhowa S, Baruah KK, Das KC. Breeding Management (citado em: mithun: A gifted bioresource of the north eastern hills), ICAR-NRC on Mithun, Nagaland, India. 2008. p. 24-32.

Garner DL, Hafez ESE. Spermatozoa e plasma seminal. In: Hafez ESE, editor. Reprodução em animais de quinta. Filadélfia: Lea e Febier, 1993; pp. 167-82.

Griveau, J. F., Dumont, E., Renard, P., Callegari, J. P. e Le Lannou, D. (1995). Espécies reactivas de oxigénio, peroxidação lipídica e sistemas de defesa enzimática em espermatozóides humanos. *J. Reprod. Fertil.* **103**: 17-26.

Gundogan, M. (2006). Alguns parâmetros reprodutivos e constituintes seminais do plasma em relação à estação em Akkaraman e Awassi Rams. *Turco. J. Vet. Anim. Sci.* **30**: 95-100.

Hu, J.H., Li, Q.W., Jiang, Z.L., Yang, H., Zhang, S.S. e Zhao, H.W. (2009). O efeito crioprotector da suplementação com trealose sobre a qualidade dos espermatozóides de javali. *Reprodução. Dom. Animais.* **44**: 571-575.

Hu, J.H., Zan, L.S., Zhao, X.L., Li, Q.W., Jiang, Z.L. e Kun, Y. (2010). Efeitos da suplementação com trealose na qualidade do sémen e nos parâmetros de stress oxidativo no sémen bovino congelado com descongelação. *J. Animais. Sci.* **85**(5): 1657-1662.

Jayaganthan P, Perumal P, Balamurugan TC, Verma RP, Singh LP, Pattanaik AK, Meena K. Efeitos da suplementação de *Tinospora cordifolia* sobre a qualidade do sémen e o perfil hormonal do carneiro. Anim Reprod Sci 2013; 140(1): 47-53.

Jeyendran RS, Vander Ven HH, Parez-Pelaez M, Crabo BG, Zaneweld LJD. Desenvolvimento de um ensaio para avaliar a integridade funcional da membrana humana e a sua relação com outras características do sémen. J Reprod Fertil 1984; 70: 219-28.

Kobayashi M, Kakizono T, Nagai S. Produção de astaxantina por uma alga verde, *Haematococcus pluvialis* acompanhada de alterações morfológicas nos meios de acetato. J Fermentação e Bioen 1991; 71(5): 335 - 9.

Kumar, R. e Atreja, S.K. (2011). Efeito da incorporação de aditivos no extensor de gema de ovo à base de tris nos búfalos (Bubalus bubalis) tirosina fosforilação do esperma durante a criopreservação. *Reprodução. Dom. Animais.* **47**(3): 485-490.

Lasley JF, Bogart R. Um estudo comparativo dos espermatozóides epidídimicos e ejaculados de javali. J Anim Sci 1944; 3: 360-70.

Liu, Z., Foote, R.H. e Brockett, C.C. (1998). Sobrevivência de esperma de touro congelado a diferentes taxas em meios que variam em osmolaridade. *Criobiologia.* **37**: 219-230.

McCarthy, M.J., Baumber, J., Kass, P.H. e Meyers, S.A. (2010). O stress osmótico induz danos celulares oxidativos aos espermatozóides rhesus macaque. *Biol. Reprod.* **82** (3): 644-651.

Medeiros A, Gomes G, Carmo M, Papa FO, Alvarenga MA. Criopreservação do esperma do garanhão utilizando diferentes amidos. Theriogenology 2002; 58(2): 273-6.

Molinia, F.C., Evans, G., Casares, P.I. e Maxwell, W.M.C. (1994). Efeito de monossacarídeos e dissacarídeos em Tris à base de diluentes na motilidade, integridade acrossómica e fertilidade dos espermatozóides de carneiro congelados em pellets. *Animais. Reproduzir. Sci.* **36:** 113-122.

Moore, A. I., Squires, E. L. e Graham, J. K. (2005). A adição de colesterol à membrana plasmática do esperma do garanhão melhora a crio sobrevivência. *Criobiologia.* **51:** 241249.

Perumal P, Chamuah JK, Nahak AK, Rajkhowa C. Efeito da melatonina no armazenamento líquido (5°C) do sémen com estudo retrospectivo da taxa de parição em diferentes estações do ano em mithun (*Bos frontalis*). Asian Pac J Reprod 2015; 4(1): 1-12.

Perumal P, Chamuah JK, Rajkhowa C. Efeito da catalase no armazenamento líquido (5° C) de sémen mithun (*Bos frontalis*). Asian Pac J Reprod 2013; 2(3): 209-14.

Perumal P, Selvaraju S, Selvakumar S, Barik AK, Mohanty DN, Das RK, Das S, Mishra PC. Efeito da adição pré-congelada de cloridrato de cisteína e glutatião reduzido no sémen de touros cruzados de Jersey sobre os parâmetros do esperma e as taxas de concepção. Reprod Domest Anim 2011; 46(4): 636-41.

Perumal P, Vupru K, Rajkhowa C. Efeito da adição de glutatião reduzido no armazenamento líquido (5°C) de sémen de mithun (*Bos frontalis*). Indian J Anim Sci 2013; 83(10): 1024-8.

Perumal P, Vupru K, Rajkhowa C. Efeito da adição de taurina no armazenamento líquido (5° C) de sémen de mithun (*Bos frontalis*). Vet Med Int 2013; 2013: 1-7; Artigo ID 165348.

Perumal P, Vupru K, Rajkhowa C. Efeito da adição de trehalose no armazenamento líquido (5° C) de sémen de mithun (*Bos frontalis*). Indian J Anim Res 2015; 49(6): 837-46.

Perumal P. Efeito da superóxido dismutase no armazenamento de líquidos (5° C) de sémen de mithun (*Bos frontalis*). J Anim 2014; 2014: 1-9; Artigo ID 821954.

Perumal, P, Srivastava SK, Ghosh SK, Baruah KK. Análise de esperma assistida por computador de sémen congelável e não congelável de mithun (*Bos frontalis).* Journal of Animals 2014; 2014: 1-6; Artigo ID 675031.

Perumal, P., S. Chang, K. Khate, K. Vupru e S. Bag. 2019. A suplementação alimentar do óleo de linhaça modula a produção de sémen e os seus parâmetros de qualidade, congelabilidade, perfis de stress oxidativo, biometria escrotal e testicular e perfis endocrinológicos em mithun. Theriogenologia. 136: 47-59.

Perumal, P., S. Chang, K.K. Baruah e N Srivastava. 2018. Administração de módulos de melatonina exógena de libertação lenta, perfis de stress oxidativo e capacidade de fertilização *in vitro dos* espermatozóides criopreservados de mithun. Theriogenologia. 120: 79-90.

Perumal, P., Selvaraju, S., Barik, A.K., Mohanty, D.N., Das, S. e Mishra, P.C. (2011b). Papel do glutatião reduzido na melhoria dos caracteres seminais congelados pós-descongelação de sémen de touro de Jersey pobre e congelável. *Jornal Indiano de Ciência Animal*. **81**(8): 807-810.

Pesch, S., Bergmann, M. e Bostedt, H. (2006). Determinação de algumas enzimas e macro e microelementos no plasma seminal do garanhão e suas correlações com a qualidade do sémen. *Theriogenologia*. **66**: 307-313.

Prasad JK, Kumar S, Mohan G, Agarwal SK, Shankar U. Método simples modificado para teste de penetração de muco cervical para avaliação da qualidade do sémen de touro. Indian J Anim Sci 1999; 69: 103 - 5.

Reddy, N.S.S., Gali, J.M. e Atreja, S.K. (2010). Efeitos da adição de taurina e trealose a um extensor de gema de ovo à base de tris sobre a qualidade do esperma dos búfalos (Bubalus bubalis) após a criopreservação. *Animais. Reprodução. Sci.* **119** (3-4): 183-190.

Reitman S, Frankel SA. Método colorimétrico para a determinação da transaminase sérica oxaloacética e glutâmica pirúvica. Am J Clin Pathol 1957; 28: 5663.

Salisbury GW, VanDemark NL, Lodge JR. Fisiologia da reprodução e inseminação artificial do gado. 2nd ed. W.H. Freeman and Company; 1985. p. 268-74.

Shoae A, Zamiri MJ. Efeito do hidroxitolueno butilado em espermatozóides de touro congelados em extensor de citrato de gema de ovo. Anim Reprod Sci 2008; 104(2-4): 414-8.

Sinha MP, Sinha AK, Sinka BK, Prasad PI. O efeito do Glutationa na motilidade, fuga de enzimas e fertilidade do sémen congelado de cabra. Theriogenologia 1996; 41: 237-43.

Srivastava, N., Srivastava, S.K., Ghosh, S.K., Amit Kumar, Perumal, P. e Jerome, A. (2013). A integridade da membrana Acrossoma e a criocapacitação estão relacionadas com o teor de colesterol dos espermatozóides de touro. *Asian Pacific Journal of Reproduction*. **2**(2): 126-131.

Suleiman SA, Ali ME, Zaki MS, Malik EMEA, Nast MA. Peroxidação lipídica e motilidade do esperma humano: papel protector da vitamina E. J Androl 1996; 17(5): 530-7.

Tekin N, Uysal O, Akcay E, Yavas I. Efeitos de diferentes doses de taurina e taxa de congelamento no congelamento do sémen de carneiro. Ankara Universitesi Veteriner Fakultesi Dergisi 2006; 53: 179-84.

Urata, K., Narahara, H., Tanaka, Y., Gashiru, T., Takayama, E. e Miyakaw, I. (2001). Efeito das espécies de oxigénio reactivo induzido por endotoxinas na motilidade do esperma. *Fertilidade e esterilidade*. **76**: 163-166.

Watson PF. Utilização da mancha Giemsa para detectar alterações no acrossoma de espermatozóides de carneiro congelados. Vet Rec 1975; 97: 12-5.

Witte, T. S. e Schafer-Somi, S. (2007). Envolvimento do colesterol, cálcio e progesterona na indução da capacitação e reacção acrossómica de espermatozóides de mamíferos. *Animais. Reprodução. Sci.* **102:** 181-193.

PDI. Micro-análise em bioquímica médica. quarta ed. Londres: J and A Churchill Ltd; 1964.

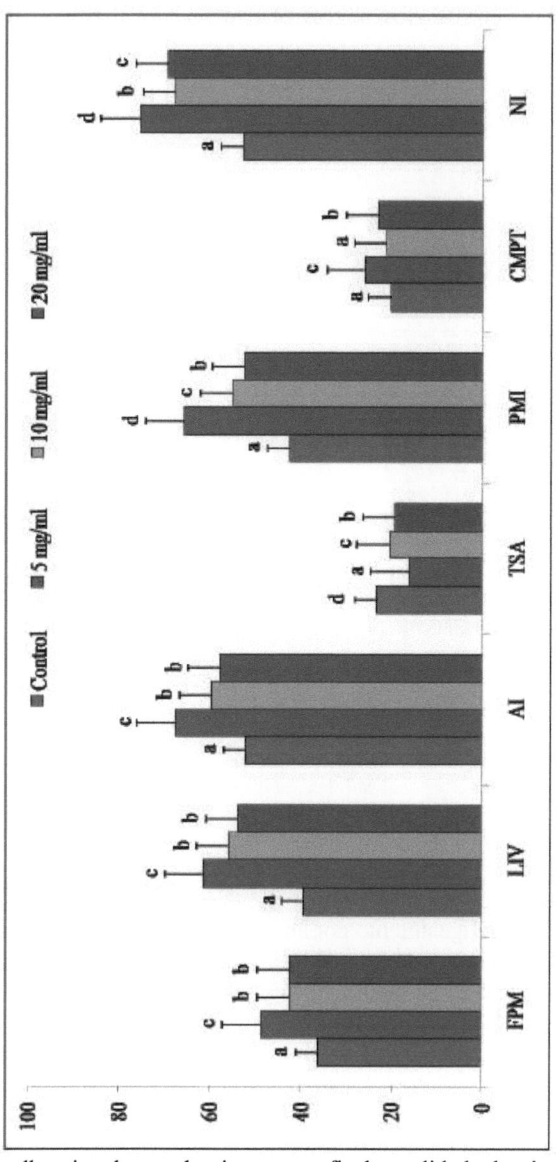

Fig. 1. Efeito da albumina de soro bovino nos perfis de qualidade do sémen pós descongelamento em mithun (média ± SEM). A barra vertical em cada ponto representa um erro padrão de média. FPM: Motilidade progressiva para a frente (%), LTV: Vitalícia (%), Al: Acrosomal Integrity (%), TSA: Anormalidade total do esperma (%), PMI: Integridade da membrana plasmática (HOST; %), CMPT: Teste de penetração do muco cervical (distância de vanguarda percorrida pelo esperma; mm/h) e Nl: Integridade nuclear (%). Barra vertical com letras pequenas (a, b, c, d) indica diferença significativa (p < 0,05) entre os diferentes grupos experimentais. N- 25

amostras de sémen cada uma para grupos de controlo e tratamento.

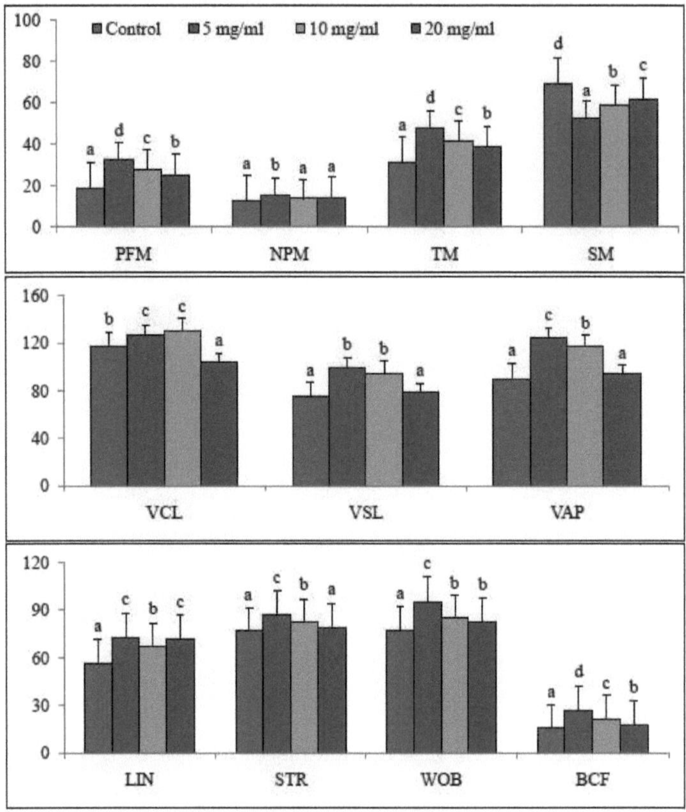

Fig. 2. Efeito da albumina de soro bovino nos parâmetros de motilidade e velocidade pós descongelamento por analisador de esperma assistido por computador (CASA) em mithun (média ± SEM). Barra vertical em cada ponto representa o erro padrão da média. FPM: Motilidade progressiva para a frente (%), NPM: Motilidade não progressiva (%), TM: Motilidade total, SM: Esperma estático (%), VCL: Velocidade Curvilínea (цт/seg.), VSL: Linha recta Velocidade (цт/seg.), VAP: Velocidade média (цт /sec.), LIN: Linearidade (%), STR: Retilinidade (%), WOB: Wobble (%) e BCF: Beat/Cross Frequency (Hz). A barra vertical com letras pequenas (a, b, c, d) indica diferença significativa (p < 0,05) entre os diferentes grupos experimentais. N= 25 amostras de sémen cada uma para grupos de controlo e tratamento.

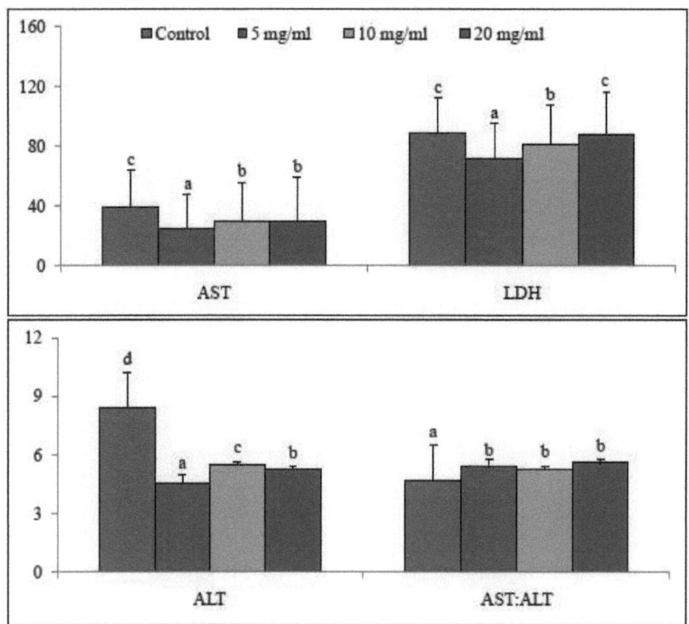

Fig. 3. Efeito da albumina sérica bovina nas enzimas intracelulares do esperma em fase de pós-desgelamento em mithun (média ± SEM). A barra vertical em cada ponto representa um erro padrão de média. AST: Aspartato Aminotransferase (µM/dL), ALT: alanina Aminotransferase (µM/dL) e LDH: Lactato Dehidrogenase (lU/dL). Barra vertical com letras pequenas (a, b, c, d) indica diferença significativa (p < 0,05) entre os diferentes grupos experimentais. N= 25 amostras de sémen cada uma para grupos de controlo e tratamento.

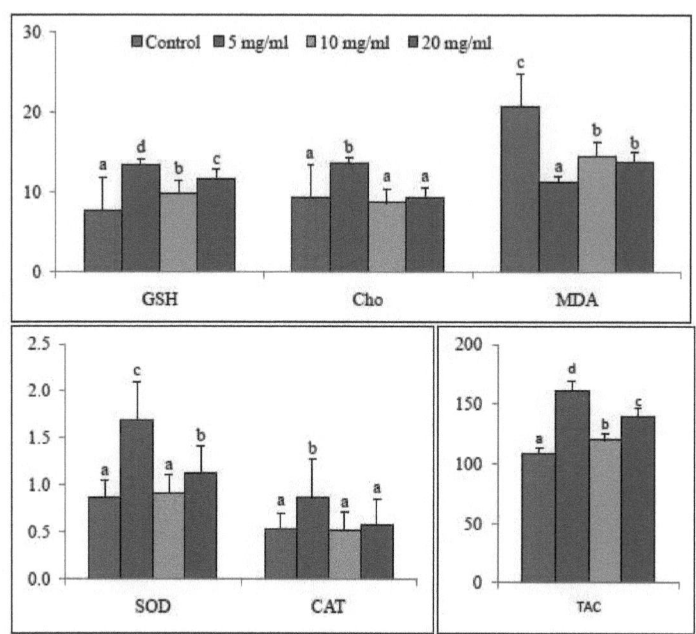

Fig. 4. Efeito da albumina de soro bovino nos perfis antioxidantes em mithun (média ±
SEM). A barra vertical em cada ponto representa um erro padrão de média. GSH: Glutatião ($^\wedge$mol/mL), Cho: Colesterol ($^\wedge$g/108esperma), MDA: Malondialdehyde (nmol/10^8 esperma), SOD: Superóxido dismutase (U/ml de plasma seminal), CAT: Catalase (nmol/min/mL) e TAC: Total de antioxidantes (equivalentes de trolox $^\wedge$mol/L). Barra vertical com letras pequenas (a, b, c, d) indica diferença significativa (p < 0,05) entre os diferentes grupos experimentais. N= 25 amostras de sémen cada uma para grupos de controlo e tratamento.

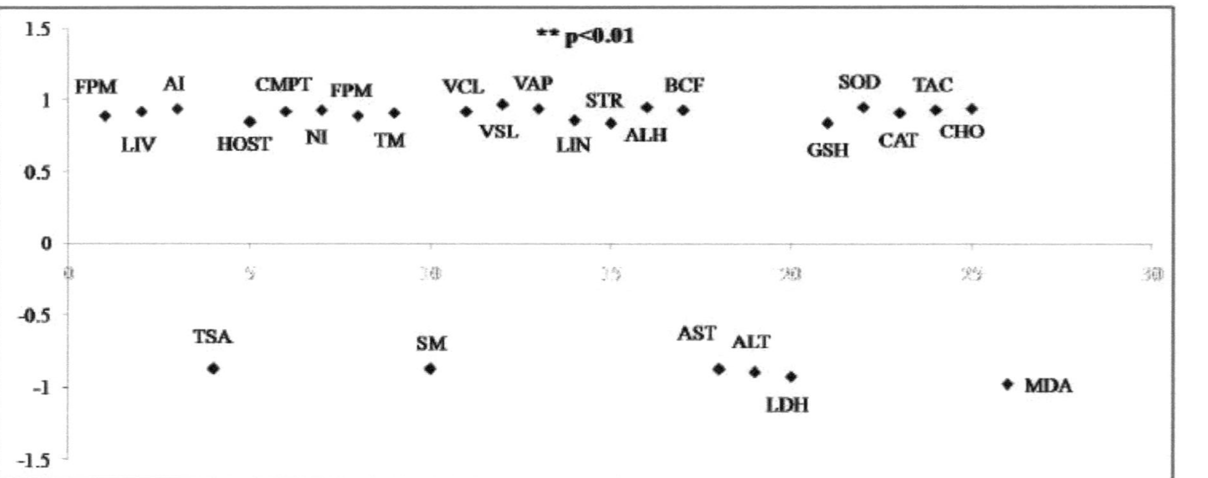

Fig 5. Coeficientes de correlação entre os parâmetros de qualidade do sémen, parâmetros cinéticos por analisador de esperma assistido por computador, perfis bioquímicos e perfis antioxidantes e oxidativos em touros de mithun. FPM: Motilidade progressiva para a frente, LIV: habitabilidade, integridade acrossómica AL, TSA: anomalia total do esperma, HOST/PM1: teste de inchaço hipoosmótico/ integridade da membrana plasmática, CMPT: teste de penetração do muco cervical, Nl: integridade nuclear, FPM: Motilidade progressiva para a frente, TM: motilidade total, SM: motilidade estática, VCL: velocidade curvilínea, VSL: velocidade em linha recta, VAP: velocidade média do percurso, LIN: linearidade, STR: linearidade, ALH: amplitude do deslocamento lateral da cabeça, BCF: beat cross frequency, AST: aspartato aminotransferase, ALT: alanina aminotransferase, LDH: lactato desidrogenase, GSH: glutationa, SOD: superóxido dismutase, CAT: catalase, TAC: capacidade antioxidante total, CHO: colesterol de esperma e MDA: malondialdehyde. ** Os coeficientes de correlação foram altamente significativos, p < 0,01.

Capítulo 3

Catalase sobre a conservação líquida do sémen de mithun

P. Perumal

ICAR-National Research Centre on Mithun, Medziphema, Nagaland, Índia

Abstrato

O presente estudo foi realizado para avaliar o efeito da catalase (CAT) na motilidade do esperma, viabilidade, anomalia total do esperma, integridade da membrana acrossómica e plasmática, perfis enzimáticos tais como aspartato amino transaminase (AST), alanina amino transaminase (ALT), perfis bioquímicos como a produção de efluxo de colesterol e malondialdeído (MDA) e perfis antioxidantes como a redução de glutatião (GSH), superóxido dismutase (SOD) e capacidade antioxidante total (TAC). O número total de 50 ejaculados foi recolhido duas vezes por semana de oito touros de mithun e o sémen foi dividido em quatro alíquotas iguais, diluídas com o extensor TEYC. Grupo 1: sémen sem aditivos (controlo), grupo 2 ao grupo 4: o sémen foi diluído com 50 U/ml, 100 U/ml e 150 U/ml de catalase, respectivamente. Estes perfis seminal, enzimático, bioquímico e antioxidante foram avaliados a 5oC para 0, 6, 12, 24 e 30 h de incubação. A inclusão da catalase no diluente resultou numa diminuição significativa ($P < 0{,}05$) das percentagens de espermatozóides mortos, espermatozóides anormais e anomalias acrossómicas em diferentes horas de período de armazenamento, em comparação com o grupo de controlo. Além disso, CAT a 50 e 150 U/ml foram inferiores a CAT 100 U/ml tratamentos no que diz respeito a estas características e CAT a 100 U/ml tem uma melhoria significativa na qualidade do sémen de mithun armazenado *in vitro* até 30 h. Concluiu-se que os possíveis efeitos protectores de CAT nos parâmetros de espermatozóides são a prevenção do efluxo de colesterol da membrana celular, a produção de MDA e a protecção da função dos antioxidantes durante a conservação.

Palavras-chave: catalase, mithun, parâmetros seminais, perfis bioquímico, enzimático e antioxidante

1. Introdução

Mithun (*Bos frontalis*) é uma espécie bovina semi-selvagem, rara, presente na região nordeste da Índia (NEH). Pensa-se que teve a sua origem há mais de 8000 anos atrás, no gaurus selvagem indiano (*Bos gaurus)* [1]. O animal tem um lugar importante na vida social, cultural, religiosa e económica da população tribal, particularmente nos estados de Arunachal Pradesh, Nagaland, Manipur e Mizoram. Estatísticas recentes indicam que a população de mithun está a diminuir gradualmente devido à falta de touros reprodutores adequados, ao aumento de práticas intensivas de consanguinidade, ao declínio da área de pastagem e à falta de uma gestão adequada de criação e alimentação nestas regiões. São necessários maiores esforços de todos os quadrantes para preservar a população de mithun a fim de melhorar o estatuto sócio-económico desta região. Uma vez que os mituns são animais semi-selvagens e não estão totalmente domesticados, a reprodução natural é praticada nesta espécie com limitações acompanhadas como custo e transmissão de doenças. Assim, o uso da inseminação artificial para melhorar o seu pedigree é essencial.

O armazenamento a frio do sémen é utilizado para reduzir o metabolismo e para manter a viabilidade do esperma durante um período de tempo prolongado. Mas a qualidade do sémen é deteriorada durante este período de armazenamento prolongado. Uma causa deste declínio deve-se à acção das espécies reactivas de oxigénio (ROS) geradas pelos componentes celulares do sémen, nomeadamente um radical superóxido de anião (O2-), peróxido de hidrogénio (H2O2) [2, 3], uma vez que a membrana do sémen tem altos ácidos gordos polinsaturados. Os efeitos da peroxidação lipídica incluem uma perda irreversível de motilidade, danos no DNA do esperma e na fertilidade [2, 4]. O sémen Mithun contém normalmente anti-oxidantes naturais, incluindo GSH, cloridrato de cisteína, CAT, SOD que podem compensar a peroxidação lipídica (dados não publicados do autor). Mas a concentração destes antioxidantes é reduzida durante a diluição e armazenamento que afectam a qualidade do sémen durante o armazenamento na conservação do sémen. O sistema antioxidante natural e os antioxidantes sintéticos têm sido descritos como um mecanismo de funcionamento de defesa contra a peroxidação lipídica (LPO) no sémen [5]. Assim, a suplementação com antioxidantes naturais ou antioxidantes sintéticos poderia reduzir o impacto do stress oxidativo durante o processo de armazenamento do esperma, e assim melhorar a qualidade do sémen refrigerado [6, 7].

A adição de anti-oxidantes como o CAT ao esperma de touro [7], sémen de búfalo [8], sémen de carneiro [9] e sémen de javali [10] demonstrou proteger o esperma contra os efeitos nocivos do ROS e melhorar a motilidade do esperma e a integridade da membrana durante o armazenamento de líquidos ou no estado não congelado.

Além disso, a análise das literaturas não revelou qualquer informação sobre o efeito da adição deste CAT anti-oxidante, sobre a manutenção da viabilidade do esperma durante o armazenamento líquido a baixa temperatura do sémen de mithun. Assim, o objectivo deste estudo era avaliar o efeito deste aditivo nos parâmetros seminais, perfis bioquímicos, enzimáticos e antioxidantes do sémen de mithun para perseguir futuros protocolos de preservação do esperma.

2. Material e métodos

2.1. Animais experimentais

Oito touros mithun aparentemente saudáveis de aproximadamente 4 a 6 anos de idade foram seleccionados a partir da manada derivada de várias colinas da região NEH da Índia. O peso corporal médio dos touros era de 501 kg (493 a 507 kg) aos 4 - 6 anos de idade, com bom estado corporal (pontuação 5-6) mantido sob condições uniformes de alimentação, alojamento e iluminação. Cada animal experimental foi alimentado nesta experiência de acordo com o calendário da exploração agrícola. O sémen foi colhido dos animais através do método de massagem rectal. Durante a recolha, as secreções transparentes iniciais foram descartadas e foram recolhidas gotas de sémen puras num tubo de ensaio graduado com a ajuda de um funil. Durante o estudo, todos os protocolos experimentais cumpriram os regulamentos do Institute Animal Care and Use Committee.

2.2. Recolha e análise de sémen

Os números totais de 50 ejaculados foram recolhidos do mithun duas vezes por semana e o sémen reunido para eliminar diferenças individuais. Imediatamente após a colheita, as amostras foram mantidas num banho de água a 37oC e avaliadas quanto ao volume, cor, consistência, actividade de massa e pH. Após as avaliações preliminares, as amostras foram sujeitas à diluição inicial com o extensor de gema de ovo Tris (TEYC) pré-aquecido (37oC). As amostras parcialmente diluídas foram então levadas para o laboratório num frasco isolado contendo água quente (37oC) para processamento posterior. Os ejaculados foram avaliados e aceites para avaliação se os seguintes critérios fossem satisfeitos: concentração: >500 milhões /ml; actividade de massa >3+, motilidade individual: >70% e anormalidade total: <10%.

Cada ejaculação agrupada foi dividida em quatro alíquotas iguais e diluída com o extensor TEYC com CAT. Grupo 1: sémen sem aditivos (controlo), grupo 2 ao grupo 4: sémen com 50 U/ml, 100 U/ml e 150 U/ml de CAT, respectivamente. No entanto, o pH dos diluentes foi ajustado para 6,8 - 7,0 utilizando solução tampão fosfato. As amostras de sémen diluído foram mantidas em tubos de vidro e arrefecidas de 37 a 5oC, a uma taxa de 0,2- 0,3oC/min numa câmara fria e mantidas a 5oC durante um período de armazenamento de líquidos de até 30 horas da experiência. A percentagem de motilidade espermática, viabilidade, anormalidade espermática total, integridade acrossómica e a integridade da membrana plasmática através do teste de inchaço hipo osmótico (HOST) foram determinadas como por procedimento padrão em amostras durante o armazenamento de sémen a 5oC durante 0, 6, 12, 24 e 30 h, respectivamente. Os perfis enzimáticos tais como AST, actividade ALT, perfis antioxidantes tais como SOD, GSH e TAC e perfil bioquímico tais como efluxo de colesterol do plasma seminal foram estimados pelo kit disponível comercialmente. O nível de peroxidação lipídica do esperma e plasma seminal foi medido através da determinação da produção de MDA, utilizando ácido tiobarbitúrico (TBA), de acordo com o método de Buege e Aust [11] e modificado por Suleiman *et al.* [13].

2.3. Análises estatísticas

Os resultados foram analisados estatisticamente e expressos como a média ± S.E.M. Os meios foram analisados através da análise de variância, seguida do teste post-hoc de Tukey para determinar diferenças significativas entre os quatro grupos experimentais, ou seja, com aditivos ou sem aditivo para 0, 6, 12, 24 e 30 h de armazenamento nos parâmetros de esperma utilizando o programa informático SPSS/PC (versão 15.0; SPSS, Chicago, IL). As diferenças com valores de $P < 0,05$ foram consideradas estatisticamente significativas após transformação arcsine dos dados percentuais, utilizando o SPSS 15.

3. Resultados

Os efeitos de várias doses de CAT na motilidade do esperma (Quadro 1), viabilidade (Quadro 2), anormalidade total do esperma (Quadro 3), acrossómica (Quadro 4) e integridade da membrana plasmática (Quadro 5) em diferentes horas de incubação em armazenamento líquido (5oC) foram apresentados em tabelas. Os resultados também revelaram que a inclusão de CAT em diluente resultou numa diminuição significativa (p < 0,05) nas percentagens de espermatozóides mortos, espermatozóides anormais e anomalias acrossómicas quando as amostras de sémen foram examinadas em diferentes horas de períodos de armazenamento em comparação com o grupo de controlo. Além disso, as CAT a 50 e 150 U/ml foram inferiores aos tratamentos CAT 100 U/ml no que diz respeito a estas características, e houve diferenças significativas entre CAT a 50 e 150 U/ml em relação a estas características. Os perfis enzimáticos revelaram que a menor actividade média AST (Figura 1) e ALT (Figura 2) foi registada no sémen tratado com CAT do que no grupo de controlo e diferiram significativamente (p<0,05) entre os grupos. Da mesma forma, o efluxo de colesterol (Tabela 6) e a produção de MDA (Tabela 7) diferiram significativamente entre o CAT tratado e o controlo. Os perfis antioxidantes revelaram que significativamente (p<0,05) GSH (Figura 3), SOD (Figura 4) e TAC (Figura 5) mais elevados no sémen tratado com CAT do que no grupo de controlo. Os dados desta experiência demonstraram que a adição de CAT especialmente nas concentrações de 100 U/ml ao diluente de sémen resultou numa melhoria significativa na qualidade, redução do efluxo de colesterol, produção de MDA e protecção dos perfis antioxidantes do sémen de mithun armazenado *in-vitro* durante até 30 h.

4. Discussão

No presente estudo, os resultados revelaram que a adição de CAT melhorou os parâmetros seminais, os perfis enzimáticos, bioquímicos e antioxidantes do sémen de mithun e assim protege eficazmente as estruturas e funções dos espermatozóides. Assim, pode melhorar a qualidade do sémen ao preservar eficazmente durante o procedimento de inseminação artificial.

Não houve relatório sobre o efeito da adição de CAT nos parâmetros seminais em mithun e, tanto quanto sabemos, este é o primeiro relatório sobre o efeito da CAT nos parâmetros seminais, perfis enzimáticos, bioquímicos e antioxidantes no sémen de mithun. A análise de vários parâmetros seminais, tais como motilidade progressiva para a frente, habitabilidade, integridade da membrana acrossómica e plasmática são importantes para a utilização extensiva do sémen na inseminação artificial. No presente estudo, a suplementação de CAT sobre estes parâmetros revelou diferenças significativas entre os grupos de tratamento. Os efeitos benéficos da CAT na conservação do sémen devem-se ao facto de ser um antioxidante muito potente [7, 8, 10, 13].

Devido à membrana do esperma dos mamíferos ter ácidos gordos polinsaturados elevados, torna o esperma muito susceptível ao LPO, que ocorre como resultado da oxidação dos lípidos da membrana por moléculas de oxigénio parcialmente reduzidas, tais como superóxido, peróxido de hidrogénio e radicais hidroxil [6, 7]. A peroxidação lipídica da membrana do esperma conduz, em última análise, ao comprometimento da função espermática devido aos ataques de ROS, à alteração da motilidade espermática, à integridade da membrana, aos danos no DNA espermático e na fertilidade através do stress oxidativo e à produção de aldeídos citotóxicos [14]. Além disso, o sistema antioxidante do plasma seminal e dos espermatozóides está comprometido durante o processamento do sémen [15]. Estes resultados estão de acordo com os trabalhos de Maxwell e Stojanov [9] que indicaram a adição de CAT ao extensor melhorou a sobrevivência dos espermatozóides líquidos armazenados de carneiro. Portanto, a inclusão de antioxidantes exógenos pode modular o sistema antioxidante do sémen [6, 7].

Os resultados do presente estudo mostraram que a adição de 100 U/ml de CAT melhora a qualidade de conservação do sémen de mithun conservado a 5°C [7]. A motilidade do esperma foi diminuída pelo tempo de armazenamento e permaneceu mais de 50% durante até 30 horas. Em contraste, a taxa de declínio na percentagem de motilidade foi maior em amostras de sémen tratadas com 150 U/ml de CAT ou sem CAT. Foi relatado que a qualidade do sémen refrigerado diminuiu com o tempo e permaneceu adequada para utilização até 30 horas, a julgar pela motilidade e morfologia [16]. Os diferentes efeitos dos três níveis de CAT podem ser explicados de acordo com o relatório de Shoae e Zamiri [5], que mostraram que a quantidade excessiva de antioxidantes causou uma elevada fluidez da membrana plasmática acima do ponto desejado, tornando o esperma mais propenso a danos acrossómicos. Além disso, a concentração de antioxidantes adicionados ao extensor deve ser considerada, uma vez que uma dose elevada de antioxidantes pode ser prejudicial aos espermatozóides devido à alteração do estado fisiológico do extensor de sémen. No carneiro, a sobrevivência dos espermatozóides aumentará quando a dose de CAT adicionada ao extensor aumentar. Contudo, o CAT na dose superior a 200 U/ml era tóxico para os espermatozóides de carneiro [9]. Do mesmo modo, no presente estudo, o aumento da dosagem de CAT, a 150 U/ml afectou os parâmetros seminais bem como bioquímicos no extensor TEYC de sémen de mithun. Ao mesmo tempo, uma menor taxa de dosagem também afectou os parâmetros de espermatozóides. As diferenças nos protocolos de conservação e formulações de extensores entre laboratórios, o tempo de adição/exposição de esperma com antioxidante, a concentração de antioxidantes e entre espécies podem explicar, pelo menos em parte, esta variabilidade. A melhoria da qualidade do sémen devido à adição de CAT exógena registada no presente estudo foi previamente relatada sob a forma de motilidade e membrana acrossómica intacta no sémen de touro [7] e no sémen de javali [10]. Além disso, a adição de CAT exógena estava a melhorar significativamente as percentagens de viabilidade do esperma e membrana plasmática intacta (caudas inchadas), especialmente a um nível de 100 U/ml. As percentagens mais elevadas de plasma intacto e membranas acrossómicas que foram encontradas na presente experiência devido a 100 U/ml de CAT podem ser a razão para uma melhor motilidade nestas amostras [7].

O CAT ajuda a manter a integridade do acrossoma normal [9] e estabiliza o plasmalemma dos espermatozóides, aumentando assim a motilidade. CAT, em espermatozóides é capaz de reagir com muitas ROS directamente para proteger as células de mamíferos contra o stress oxidativo, e assim manter a motilidade dos espermatozóides [17]. Por conseguinte, como se viu neste estudo, foram investigadas tentativas de melhorar a motilidade e viabilidade dos espermatozóides, incorporando a catalase no armazenamento de líquidos [9,10,13] e a forma de sémen congelado [7,8].

Além disso, mantém a integridade do plasma e da membrana mitocondrial e a estrutura do citoesqueleto do flagelo dos espermatozóides como efeitos protectores das células. O CAT também protege o nível de SOD, GSH e TAC no extensor de sémen [18], o que ajuda a manter o transporte da membrana [2, 3, 15] e a fertilidade dos espermatozóides.

Também previne o efluxo de colesterol da membrana do esperma e a produção de MDA em diluentes indica que previne a condensação prematura e a reacção acrossómica como actuando como antioxidante. Juntamente com os fosfolípidos, o colesterol é necessário para a integridade física celular e assegura a fluidez da membrana celular. O colesterol desempenha um papel especial na membrana do esperma porque a sua libertação da membrana do esperma inicia a etapa chave no processo de capacitação e reacção acrossómica que é crucial para a fertilização [19]. Além disso, a adição de colesterol aos diluentes antes do descongelamento aumenta a resistência dos espermatozóides ao stress causado pelos procedimentos de congelação-descongelamento, preservando a motilidade do esperma e o potencial de fertilização [20]. No presente estudo, o efluxo de colesterol e a produção de MDA foram reduzidos no grupo tratado, em comparação com o grupo de controlo sem tratamento. Assim, as amostras de sémen tratadas com CAT terão um elevado poder crio-resistente do que o grupo de controlo sem tratamento. No presente estudo, observou-se que os parâmetros de esperma que receberam a 100 U/ml de CAT eram significativamente mais elevados do que os do outro grupo e do grupo de controlo [7].

As enzimas como os níveis AST e ALT no plasma seminal são muito importantes para o metabolismo do esperma bem como para a função espermática [21], fornecem energia para a sobrevivência, motilidade e fertilidade dos espermatozóides e estas actividades de transaminase no sémen são bons indicadores da qualidade do sémen porque medem a estabilidade da membrana espermática [22]. Assim, o aumento da percentagem de espermatozóides anormais na conservação causa elevada concentração de enzima transaminase no fluido extracelular devido a danos da membrana do esperma e facilidade de fuga de enzimas dos espermatozóides [23]. Além disso, o aumento das actividades AST e ALT do plasma seminal e do sémen em fase de armazenamento líquido pode ser devido à instabilidade estrutural do esperma [24]. No presente estudo, os níveis de AST e ALT foram mais baixos no sémen conservado a 100 U/ ml de CAT em diferentes períodos de armazenamento, uma vez que estabiliza a integridade da membrana do acrossoma, plasma, mitocôndria e flagelo do esperma.

O glutationa (L-g-glutamil-L-cisteinylglicina) é o tiol não protéico mais abundante em células de mamíferos e está presente principalmente na forma reduzida (GSH) e apenas uma pequena quantidade está na forma oxidada (GSSG). O sistema antioxidante do glutatião consiste em glutatião reduzido (GSH), glutatião oxidado (GSSG), glutatião redutase (GRD), glutatião peroxidase (GPD) e glutatião - s - transferase. A GRD estimula a redução de GSSG para GSH. Isto assegura um fornecimento constante do substrato redutor (NADPH) a GPD. Glucose -6- fosfato desidrogenase (G6PD) é necessário para a conversão de NADP para NADPH, é chamado ciclo redutor de GSH oxidante no esperma e plasma seminal. No presente estudo, o GSH era mais elevado no plasma seminal do sémen adicionado de CAT, pois mantém o sistema antioxidante no armazenamento líquido do sémen de mithun.

Da mesma forma, a superóxido dismutase (SOD) é um antioxidante que catalisa a dismutação do superóxido em oxigénio e peróxido de hidrogénio. Ele procura o anião superóxido extracelular e intracelular e impede a peroxidação lipídica da membrana plasmática. SOD desmonta espontaneamente (O2-) anião para formar O2 e H2O2. A SOD também previne a hiperactivação prematura e a condensação induzida pelos radicais superóxidos antes de ejacular [25]. No presente estudo, a concentração de SOD foi maior no sémen tratado com CAT. Mas normalmente, o plasma seminal é uma fonte potente deste antioxidante, CAT [26]. Os altos níveis de material polinsaturado facilmente peroxidável expõem os espermatozóides a um stress oxidativo excessivo e a actividade superóxido dismutase das amostras de esperma é um bom preditor do seu tempo de sobrevivência. O CAT, quando aplicado numa dose de 100 U/ml, melhorou a motilidade do esperma durante a conservação, e mostrou propriedades anti-oxidantes, elevando o nível de SOD, em associação com a concentração de GSH. Além disso, o CAT, um crioprotector permeante actua como antioxidante e causa rearranjo dos lípidos e proteínas da membrana, o que resulta em maior fluidez da membrana, maior desidratação a temperaturas mais baixas e, portanto, maior capacidade de sobrevivência dos espermatozóides durante esta conservação [27]. Esta poderia ser uma das razões para uma melhor motilidade, viabilidade e integridade da membrana dos espermatozóides, diluída na presença de CAT no extensor de sémen.

Neste estudo, as melhorias observadas na qualidade do esperma podem ser atribuídas à prevenção da geração excessiva de radicais livres, produzidos pelos próprios espermatozóides, por meio da sua propriedade antioxidante de CAT. Concluiu-se que os possíveis efeitos protectores da suplementação de CAT são o aumento do conteúdo de enzimas antioxidantes e a prevenção do efluxo de colesterol e fosfolípidos da membrana celular e da produção de MDA. Assim, pode proteger os espermatozóides durante a sua conservação e aumentar a fertilidade nesta espécie. Futuramente, os estudos de preservação/cryoprotecção dos espermatozóides são necessários para confirmar os resultados actuais.

Referências

[01] Simões FJ. Gayal ou mithun. In: Evolução dos Animais Domesticados. (Manson IL. ed), Longman, Londres, 1984; p. 34-36.

[02] Perumal P, Selvaraju S, Selvakumar S, Barik AK, Mohanty DN, Das S, Das RK, Mishra PC. Efeito da adição pré-congelada de cloridrato de cisteína e glutatião reduzido no sémen de touros cruzados de Jersey sobre os parâmetros do esperma e as taxas de concepção. *Reprodução em Domestic Animal* 2011a; **46**(4): 636-641.

[03] Perumal P, Selvaraju S, Barik AK, Mohanty DN, Das S, Mishra PC. Papel do glutatião reduzido na melhoria dos caracteres seminais congelados pós-descongelação de sémen de touro de Jersey pobre e congelável. *Indian Journal of Animal Science* 2011b; **81**(8): 807-810.

[04] Maxwell WMC, Watson PF. Progresso recente na preservação do sémen de carneiro. *Animal Reproduction Science* 1996; **42:** 55-65.

[05] Shoae A, Zamiri MJ. Efeito do hidroxitolueno butilado no esperma de touro congelado no extensor do citrato de gema de ovo. *Ciência da Reprodução Animal* 2008; **104**: 414 - 418.

[06] Dandekar P, Nadkarni GD, Kulkarni VS, Punekar S. Peroxidação lipídica e enzimas antioxidantes na infertilidade masculina. *Journal of Postgraduate Medicine* 2002; **48**: 186-189.

[07] Asadpour R, Jafari R, Tayefi-Nasrabadi H. Efeito de vários níveis de catalase antioxidante em extensores de sémen sobre a peroxidação lipídica e qualidade do sémen após o sémen de touro gelado. *Fórum de Investigação Veterinária* 2011; **2**(4): 218 - 221

[08] El-Sisy GA, El-Nattat WS, El- Sheshtawy RI. Efeitos da superóxido dismutase e catalase na viabilidade dos espermatozóides criopreservados de búfalo. *Global Veterinaria* 2008; **2**(2): 56-61.

[09] Maxwell WMC, Stojanov T. Armazenamento líquido de sémen de carneiro na ausência ou presença de alguns antioxidantes. *Reprodução, Fertilidade e Desenvolvimento* 1996; **8**: 1013-1020.

[10] Roca J, Rodriguez MJ, Gil MA, Carvajal G, Garcia EM, Cuello C, Vazquez JM, Martinez EA. Sobrevivência e fertilidade in vitro de espermatozóides de javali congelados na presença de superóxido dismutase e/ou catalase. *Journal of Andrology* 2005; **26:** 15-24.

[11] Buege JA, Aust SD. Peroxidação lipídica microssomal. *Métodos em Enzimologia* 1978; **52:** 302-310.

[12] Suleiman SA, Ali ME, Zaki MS, Malik EMEA, Nast MA. Peroxidação lipídica e motilidade do esperma humano: papel protector da vitamina E. *Journal of Andrology* 1996; **17**(5): 530-537.

[13] Thiangtum K, Hori T, Kawakami E. Efeito da Catalase e da Desmutase Superóxida na Motilidade, Viabilidade e Integridade Acrossomal dos Espermatozóides Caninos durante a armazenagem a 5oC. *Thailand Journal of Veterinary Medicine* 2012; **42**(4): 447- 453.

[14] Griveau JF, Dumont E, Renard P, Callegari JP, Le Lannou D. Espécies reactivas de oxigénio, peroxidação lipídica e sistemas de defesa enzimática em espermatozóides humanos. *Journal of Reproduction and Fertility* 1995; **103:** 17-

26.

[15]   Alvarez JG, Storey BT. Evidência de aumento dos danos peroxidativos lipídicos e perda da actividade de desmancha de superóxido como modelo de dano crio letal do esperma humano durante a criopreservação. *Journal of Andrology* 1992; **13:** 232-241.

[16]   Urata K, Narahara H, Tanaka Y, Gashiru T, Takayama E, Miyakaw I. Efeito da endotoxina - espécies de oxigénio reactivo induzido na motilidade do esperma. *Fertilidade e Esterilidade* 2001; **76:** 163-166.

[17]   Bilodeau JF, Blanchette S, Gagnon C, Sirard MA. As tiols previnem a perda de mobilidade do esperma mediada por H2O2 no sémen de touro criopreservado. *Theriogenology* 2001; **56:**275-286.

[18]   Halvorsen B, Holte K, Myhrstad MCW, Barikmo I, Havattum E, Remberg SF, Wold AB, Haffner K, Baugerod H, Andersen LF, Moskaug O, Jacobs DR, Blomhoff R. Um rastreio sistemático de antioxidantes totais em plantas dietéticas. *The American Society for Nutritional Sciences Journal of Nutrition* 2002; **132:** 461 - 471.

[19]   Witte TS, Schafer-Somi S. Envolvimento do colesterol, cálcio e progesterona na indução da capacitação e reacção acrossómica de espermatozóides de mamíferos. *Ciência da Reprodução Animal* 2007; **102:** 181-93.

[20]   Moore AI, Squires EL, Graham JK. A adição de colesterol à membrana plasmática do esperma do garanhão melhora a crio sobrevivência. *Criobiologia* 2005; **51:** 241-249.

[21]   Brooks DE. Bioquímica das glândulas acessórias masculinas. In: A fisiologia da reprodução de Marshall. (Lamming GE. eds), 4ª edn. Edinburgh, Churchill Livingstone, 1990; p. 569-690.

[22]   Corteel JM. Effects du plasma seminal sur la survie et la fertilite des spermatozoides conserve in vitro. *Reprodução Desenvolvimento Nutricional* 1980; **20:** 1111-1123.

[23]   Gundogan M. Alguns parâmetros reprodutivos e constituintes seminais do plasma em relação à estação em Akkaraman e Awassi Rams. *Turkish Journal of Veterinary and Animal Science* 2006; **30:** 95-100.

[24]   Buckland RB. A actividade de seis enzimas do plasma seminal e esperma de galinha. 1. Efeito do armazenamento in vitro e de famílias sib integrais na actividade enzimática e fertilidade. *Ciência Avícola* 1971; **50:** 1724-1734.

[25]   De Lamirande E, Gagnon C. Impacto das espécies reactivas de oxigénio nos espermatozóides: Um acto de equilíbrio entre os efeitos benéficos e prejudiciais. *Reprodução humana* 1995; **10:** 15-21.

[26]   Kobayashi M, Kakizono T, Nagai S. Produção de astaxantina por uma

alga verde, Haematococcus pluvialis acompanhada de alterações morfológicas nos meios de acetato. *Journal of Fermentation and Bioengineering* 1991; **71**:335 - 339.

[27] Holt WV. Aspectos fundamentais da criobiologia do esperma: a importância das espécies e das diferenças individuais. *Theriogenologia* 20005; 3: 47-58.

Quadro 1 Percentagem média (±S.E.) de esperma motil para sémen de mithun após armazenamento a 5° C para diferentes tempos de armazenamento

Aditivos	Tempo de armazenamento				
	0 h	6h	12 h	24 h	30h
Controlo	67.86±1.98[a]	64.73±1.95[a]	53.82±1.99[a]	41.89±1.83[b]	33.49±1.51[b]
CAT 50U/ml	71.92±1.71bc	69.29±1.77[bc]	60.93±1.74[b]	50.56±2.14[c]	40.71±1.71[c]
CAT 100U/ml	75.34±1.51[c]	72.48±1.66[c]	64.18±2.07[c]	42.59±2.40[c]	42.59 ±2.40[c]
CAT 150U/ml	70.79±1.53[ab]	66.06±1.37[ab]	51.27±1.50[a]	32.54±1.35[a]	29.86±1.15[a]

Dentro de colunas significa com letras diferentes (a, b, c, d) diferem significativamente ($P < 0,05$).

Quadro 2 Percentagem média (±S.E.) de esperma viável para sémen de mithun após armazenamento a 5° C para diferentes tempos de armazenamento

Aditivos	Tempo de armazenamento				
	0 h	6h	12 h	24 h	30h
Controlo	72.79±1.51[ab]	68.25±1.24[a]	58.91±1.83[b]	43.68±1.44[b]	37.60±1.63[b]
CAT 50 U/ml	74.64±1.51[b]	71.29±1.56[b]	63.83±1.57[c]	45.69±1.77[b]	39.44±1.94[b]
CAT 100 U/ml	78.47±1.41[c]	74.71±1.46[c]	67.33±1.55[d]	54.37±1.95[c]	44.89±1.59[c]
CAT 150 U/ml	71.57±1.25[a]	66.76±1.34[a]	52.43±1.94[a]	36.79±1.52[a]	31.18±1.38[a]

Dentro de colunas significa com letras diferentes (a, b, c, d) diferem significativamente ($P < 0,05$).

Quadro 3 Média (±S.E.) percentagem total de esperma anormal para sémen de mithun após armazenamento a 5º C para diferentes tempos de armazenamento

Aditivos	Tempo de armazenamento				
	0 h	**6h**	**12 h**	**24 h**	**30h**
Controlo	6.20±0.75[ab]	7.48±0.73[b]	11.03±1.07[b]	13.16±0.83[c]	14.57±088[c]
CAT 50U/ml	5.98±0.80[a]	6.58±0.72[a]	10.63±0.99[b]	11.97±1.13[b]	13.20±1.23[b]
CAT 100 U/ml	5.71±0.85[a]	6.66±0.88[a]	7.41±0.79[a]	8.47±0.90[a]	9.60±0.94[a]
CAT 150 U/ml	6.73±0.94[b]	8.17±1.03[b]	10.46±0.90[b]	12.54±1.07[bc]	14.00±1.07[bc]

Dentro de colunas significa com letras diferentes (a, b, c, d) diferem significativamente ($P < 0,05$).

Quadro 4 Média (±S.E.) Integridade Acrossomal (%) em sémen de mithun para diferentes tempos de armazenamento a 5º C

Aditivos	Tempo de armazenamento				
	0 h	**6h**	**12 h**	**24 h**	**30h**
Controlo	72.79±1.24[a]	64.98±1.66[a]	57.61±2.01[a]	48.73±1.58[b]	39.19±1.56[b]
CAT 50 U/ml	79.64±1.85[c]	76.85±1.75[c]	67.32±1.96[b]	52.27±1.44[c]	42.00±1.48[c]
CAT 100 U/ml	84.91±1.60[d]	81.57±1.56[d]	72.30±1.36[c]	59.62±1.51[d]	48.12±1.57[d]
CAT 150 U/ml	75.53±1.98[b]	70.59±1.94[b]	59.14±2.00[a]	39.62±1.80[a]	35.47±1.93[a]

Dentro de colunas significa com letras diferentes (a, b, c, d) diferem significativamente ($P < 0,05$).

Quadro 5 Média (±S.E.) HOST percentagem positiva de esperma para sémen de mithun após armazenamento a 5º C para diferentes tempos de armazenamento

Aditivos	Tempo de armazenamento				
	0 h	**6h**	**12 h**	**24 h**	**30h**
Controlo	74.88±1.31[ab]	70.59±1.59[a]	60.86±1.88[b]	47.19±1.64[b]	39.72±1.57[b]
CAT 50 U/ml	76.77±1.48[b]	73.01±1.61[b]	62.55±2.46[b]	48.97±1.78[b]	42.12±1.40[c]
CAT 100 U/ml	83.17±1.48[c]	78.34±1.62[c]	71.38±1.21[c]	57.07±1.60[c]	50.37±1.65[d]
CAT 150 U/ml	73.10±1.55[a]	69.68±1.51[a]	56.70±1.66[a]	36.66±1.36[a]	32.96±1.66[a]

Dentro de colunas significa com letras diferentes (a, b, c, d) diferem significativamente ($P < 0,05$).

Quadro 6 Efluxo de colesterol (±S.E.) para sémen prolongado de mithun contendo aditivo em diferentes tempos de armazenamento a 5° C

Aditivos	Tempo de armazenamento				
	0 h	6h	12 h	24 h	30h
Controlo	94.32±2.01[a]	100.23±2.00[a]	106.60±1.91[a]	118.08±2.42[a]	126.99±2.44[a]
CAT 100 U/ml	76.42±1.92b	80.44±2.03b	95.76±1.90b	102.28±1.95b	110.65±1.91b

Dentro de colunas significa que com letras diferentes (a, b) diferem significativamente ($P < 0,05$).

Quadro 7 Produção de MDA (±S.E.) no sémen prolongado de mithun contendo aditivo em diferentes tempos de armazenamento a 5° C

Aditivos	Tempo de armazenamento				
	0 h	6h	12 h	24 h	30h
Controlo	2.71±0.80[a]	3.05±0.67[a]	3.35±0.66[a]	3.77±0.70[a]	4.15±0.64[a]
CAT 100 U/ml	1.91±0.33b	2.07±0.33b	2.31±0.38b	2.51±0.37b	2.85±0.43b

Dentro de colunas significa que com letras diferentes (a, b) diferem significativamente ($P < 0,05$).

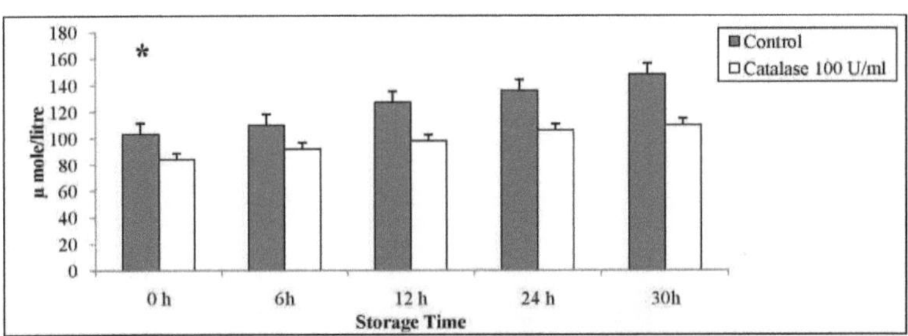

Fig. 1 Nível SGOT (AST) (μ mole/litro) no sémen de mithun alargado contendo aditivo em diferentes tempos de armazenamento (* indica $P < 0,05$)\ \ \ \

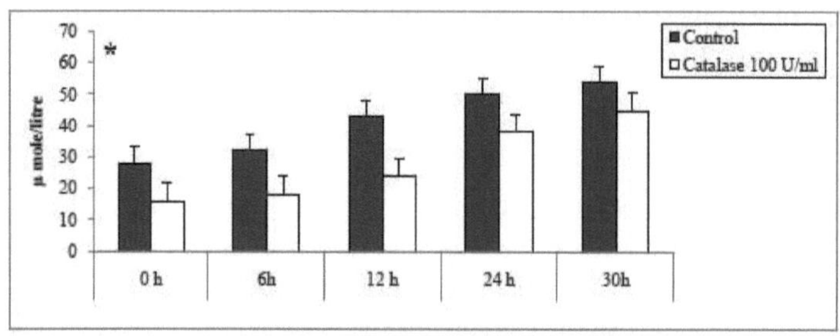

Fig. 2 SGPT (ALT) (µ mole/litro) nível no sémen de mithun estendido contendo aditivo em diferentes tempos de armazenamento (* indica $P < 0,05$)

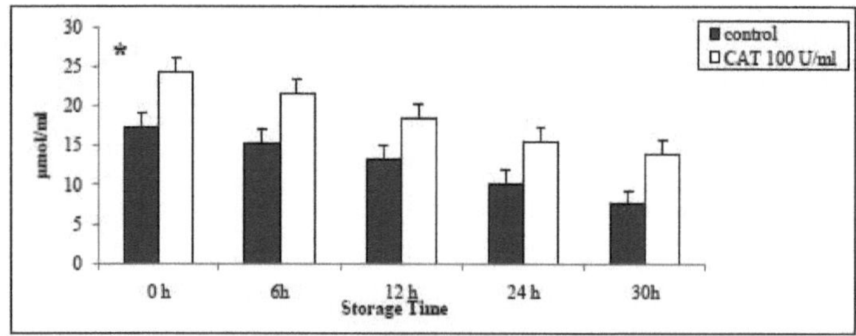

Fig. 3 Nível GSH (µ mole/ml) no sémen prolongado de mithun contendo aditivo em diferentes tempos de armazenamento (* indica $P < 0,05$)

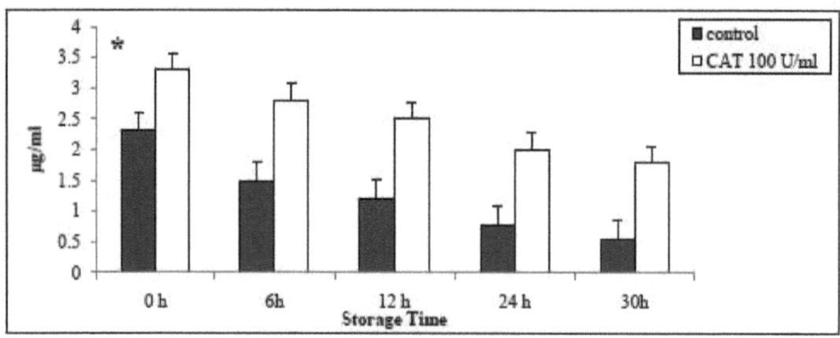

Fig. 4 Nível SOD (цд/ml) no sémen prolongado de mithun contendo aditivo em diferentes tempos de armazenamento (* indica $P < 0,05$)

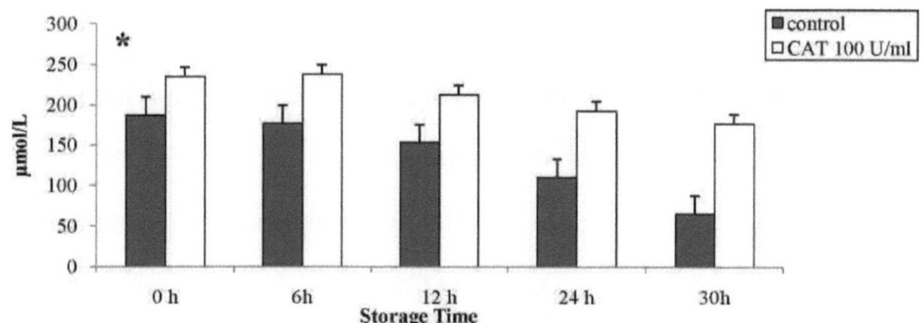

Fig. 5 Nível TAC (ц mole/L) no sémen prolongado de mithun contendo aditivo em diferentes tempos de armazenamento (* indica $P < 0,05$)

Capítulo 4

Catalase sobre a criopreservação do sémen de mithun

P. Perumal

ICAR-National Research Centre on Mithun, Medziphema, Nagaland, Índia

ABSTRACT

Mithun é uma espécie bovina doméstica única das regiões montanhosas do nordeste da Índia. O presente estudo foi concebido para avaliar o efeito da catalase (CAT) nos parâmetros de qualidade do sémen pós-desgelamento (SQPs), velocidade do esperma e perfis cinéticos, perfis de stress antioxidante e oxidativo e efluxo de colesterol do esperma em mithun. Foi seleccionado um total de 25 ejaculados com base em parâmetros biofísicos para a presente experiência. Cada amostra foi dividida em quatro alíquotas iguais após diluição com o extensor de Tris-citrato glicerol (TCG), como o Grupo I: controlo, os Grupos II, III e IV continham 50 U/ml, 100 U/ml e 150 U/ml de CAT, respectivamente. As amostras criopreservadas e descongeladas foram analisadas quanto aos seus parâmetros de motilidade (avanço progressivo e no teste de penetração do muco cervical bovino [BCMPT]), parâmetros cinéticos e de velocidade pelo analisador de esperma assistido por computador (CASA), viabilidade, anomalias de esperma e nucleares, integridade do acrossoma, membrana plasmática e integrities nucleares, e perfis enzimáticos e bioquímicos do esperma (colesterol do esperma e stress antioxidante e oxidativo). O estudo revelou um aumento significativo (p <0,05) na viabilidade, normalidade espermática e nuclear, integridade do acrossoma, motilidade (progressiva e no muco cervical), teor de colesterol espermático e redução de fugas de enzimas intracelulares no Grupo III. Além disso, a integridade do acrossoma e as membranas bioquímicas foram protegidas significativamente (p < 0,05), além de uma melhoria significativa (p < 0,05) nos perfis cinético e de velocidade no extensor contendo 100 U/mL CAT. A análise de correlação revelou que os parâmetros cinéticos do esperma, SQPs e parâmetros antioxidantes tiveram correlação positiva significativa (p < 0,05) entre si, enquanto que estes perfis tiveram correlação negativa significativa (p < 0,05) com anomalias morfológicas do esperma, fugas de enzimas intracelulares e peróxido lipídico no esperma tratado com CAT. Estes resultados indicam claramente que, contudo, a criopreservação dos espermatozóides de mithun em TCG era comparável com outras espécies, a inclusão de 100 U/mL CAT detém uma clara vantagem sobre o controlo ou 50 U/mL ou 150 U/mL CAT. Pode concluir-se do presente estudo que a suplementação CAT em extensor de sémen pode ser eficazmente utilizada para reduzir o stress oxidativo e melhorar os perfis antioxidantes com efeitos benéficos em cascata nos parâmetros de qualidade do sémen criopreservado em mithun bull.

Palavras-chave: superóxido dismutase, criopreservação, qualidade do sémen, perfis cinéticos, antioxidantes, stress oxidativo, mithun, espermatozóides

1. Introdução

Mithun é uma espécie bovina doméstica magnífica única na região nordeste de Hilly (NEH), na Índia. Vários relatórios revelaram que o mithun é afectado por uma intensa depressão consanguínea devido à falta de touros reprodutores adequados e de gestão da reprodução (Dhali et al., 2008). Os mituns são criados em sistema extensivo de criação ao ar livre, sendo o serviço natural a prática preferida de reprodução com várias limitações; por conseguinte, a perda de desempenho produtivo bem como reprodutivo e estas limitações poderiam ser facilmente ultrapassadas através da implementação de programas de reprodução artificial. Foi realizada uma pesquisa preliminar sobre o efeito do CAT nos perfis básicos de qualidade do sémen em conservação líquida de que 100 U/mL CAT é adequado para a conservação do sémen líquido do mithun (Perumal et al., 2013). A inseminação artificial contribui significativamente para o melhoramento genético; na qual uma única ejaculação de um macho é utilizada para impregnar muitas fêmeas. Várias fases do processo de congelação induzem stress físico, osmótico e químico na membrana do esperma associado a um stress oxidativo induzido por radicais livres (Chatterjee et al., 2001). Todos estes efeitos deletérios causam perda de motilidade, viabilidade, integridade do acrossoma, membrana plasmática e integridade nuclear, grande número de espermatozóides incapazes de fertilizar o óvulo e, por fim, infertilidade ou esterilidade (Bernardini et al., 2011, Medeiros et al., 2002, Tekin et al., 2006). O elevado teor de ácidos gordos insaturados nas membranas dos espermatozóides e a falta de um componente citoplasmático significativo que contenha antioxidantes, faz com que a espermatazoa seja altamente e facilmente susceptível à peroxidação lipídica devido à presença de radicais livres de oxigénio e H2O2 (Sinha et al., 1996). Assim, os investigadores concentraram-se na preparação de extensores através da inclusão de compostos estabilizadores de membrana, aditivos, antioxidantes, crioprotectores e agentes anti-apoptóticos para melhorar a capacidade criogénica ou a resistência criogénica dos espermatozóides. Os efeitos de ROS nos espermatozóides são perda irreparável de motilidade, desintegração do DNA do esperma e redução da capacidade fertilizante (Perumal et al., 2011). Portanto, a suplementação/inclusão/adição de antioxidantes exógenos no extensor de sémen (Shoae e Zamiri 2008, Perumal et al., 2013) ou a alimentação com antioxidantes naturais/sintéticos (Jayaganthan et al., 2013) ou óleo de linhaça (Perumal et al,

2019) ou a implantação lenta de antioxidantes (Perumal et al., 2018) pode reduzir o efeito deletério do stress oxidativo bem como do cryo durante o processo de criopreservação do sémen (Perumal et al., 2011). Nos últimos anos, foram também realizados estudos sobre extensores de sémen bovino incluindo aditivos/antioxidantes tais como taurina (Perumal et al., 2013), glutationa (Perumal et al., 2013), superóxido dismutase (Perumal 2014), trehalose (Perumal et al., 2015), melatonina (Perumal et al., 2015) e assim por diante para melhorar os SQPs e a fertilidade *in-vivo* ou *in-vitro*.

A adição de aditivos tais como CAT ao esperma de touro (Asadpour et al., 2011), sémen de búfalo (El-Sisy et al., 2008), sémen de carneiro (Maxwell e Stojanov 1996) e sémen de javali (Roca et al., 2005) demonstrou proteger o esperma contra os efeitos deletérios ou prejudiciais do ROS e melhorar a motilidade do esperma e a integridade da membrana durante o armazenamento do esperma. CAT é um antioxidante, um tetrâmero com quatro antioxidantes de cadeia de polipeptídeos é encontrado em quase todos os organismos vivos expostos ao oxigénio. É derivado do epidídimo, vesícula seminal e desintoxica tanto intracelular como extracelular de peróxido de hidrogénio, reduzindo $H2O2$ a $H2O$ e $O2$, eliminando a potencial toxicidade ROS (Aitken 1995) e pode reduzir a perda de motilidade causada pelos leucócitos gerados por ROS (de Lamirande et al., 1997). A sua utilização elimina tanto o anião superóxido extracelular como intracelular e evita a peroxidação lipídica da membrana plasmática. CAT também previne a hiperactivação prematura e a condensação induzida pelos radicais superóxidos antes de ejacular (de Lamirande e Gagnon 1995).

Não há informação disponível sobre o efeito da Criopreservação de Sémen Extensor de Tris na fertilidade dos touros de mithun. Por conseguinte, foi feita a hipótese de que a aplicação de CAT no extensor de sémen poderia ser mais benéfica nos parâmetros funcionais do esperma *in-vitro* em mithun. Com isto, o objectivo do presente estudo era avaliar o efeito de diferentes concentrações de CAT em diluentes de sémen sobre SQPs, perfis cinéticos e de velocidade, perfis de stress oxidativo e fugas de enzimas intracelulares do esperma criopreservado de mithun.

2. Materiais e métodos

2.1. Localização do estudo

O estudo proposto foi realizado na quinta de criação de mithun, ICAR-National Research Centre on Mithun, Medziphema, Nagaland, Índia. Está localizado entre 25°54'30' de latitude norte e 93°44'15' de longitude leste e a uma altitude de 250300 m acima do nível médio do mar. O índice de humidade da temperatura (THI) varia entre $54,41 \pm 1,09$ no Inverno (Novembro a Janeiro), $63,51 \pm 1,85$ na Primavera (Fevereiro a Abril), $74,00 \pm 1,77$ no Outono e $76,06 \pm 1,74$ no Verão

(Maio a Julho).

2.2. *Animais experimentais*

Foram seleccionados dez touros de mithun de 4-6 anos de idade aparentemente saudáveis (pontuação de condição corporal 5-6 de 10, classificados como bons). O peso corporal médio dos touros era de 510 kg (495-520 kg). Os animais experimentais foram mantidos em condições uniformes de alimentação (horário da quinta), iluminação, alojamento e outras condições de maneio. Foram oferecidos aos animais experimentais água potável *ad libitum*, 30 kg de forragens mistas da selva (18,40% e 10,20% de matéria seca e proteína bruta, respectivamente) e 4 kg de concentrados (87,10% e 14,50% de matéria seca e proteína bruta, respectivamente) fortificados com mistura mineral e sal. O alimento concentrado consistiu em milho: 35%, arroz polido: 25%, farelo de trigo: 25%, bolo de óleo de amendoim: 12%, sal: 0,80%, mistura mineral: 2% e mistura de vitaminas: 0.2%.

2.3. *Preparação do extensor*

O extensor utilizado neste estudo continha Tris (hidroximetil) aminometano: 3,028 g, ácido cítrico: 1,675 g; frutose: 1.250 g; glicerol (7%): 7 mL; sulfato de estreptomicina (u/mL): 1000; penicilina G sódio (lU/mL): 1000; e diferentes concentrações de taurina (25 mM ou 50 mM ou 100 mM, no Grupo II ou III ou IV, respectivamente) para 100 mL de água deionizada. O extensor para o controlo (Grupo I) não continha taurina. O pH final do extensor utilizado nos três grupos foi ajustado para 6,8-7,0 utilizando 0,1 N NaOH ou HCL diluído.

2.4. *Recolha e tratamento de sémen*

O sémen foi colhido não mais de duas vezes por semana de qualquer animal através do método de massagem trans-retal. Em resumo, as glândulas vesiculares foram massajadas centralmente e para trás durante 5 min, seguidas da ordenha suave das ampolas uma a uma durante 3-5 min, o que resultou em erecção e ejaculação. Após descartar as secreções transparentes iniciais, foram recolhidas gotas de sémen puras num tubo de ensaio graduado com a ajuda de um funil. Foram seleccionadas para a experiência amostras de sémen com actividade de massa de 3+ ou superior. Em cada dia de colheita, foram obtidos um mínimo de dois bons ejaculados por touro. Imediatamente após a colheita, os ejaculados foram mantidos num banho de água a 37°C e avaliados quanto ao volume, cor, consistência, pH, concentração e actividade de massa. Após descartar os ejaculados com grande variação no pH (ou seja <6,7 e >7,2), cor ou volume demasiado baixo (< 0,5 mL), os restantes foram avaliados microscopicamente. Estes ejaculados foram avaliados e aceites para avaliação se os seguintes critérios fossem satisfeitos: concentração: > 500 milhões/mL, actividade de massa >3+, motilidade individual: >70% e anomalias morfológicas totais <10% ou abaixo foram processados mais tarde. Seguindo o protocolo de rastreio acima referido, foram seleccionados 50 ejaculados. Após as avaliações preliminares, dois ejaculados consecutivos de um mesmo touro foram agrupados (doravante denominados "amostra", n = 25) e submetidos à dupla diluição inicial com extensor de Tris-citrato-glicerol (TCG) pré-aquecido (37°C). Assim, das colecções iniciais, 50 ejaculados seleccionados foram reunidos para fazer 25 amostras para a experiência. As amostras parcialmente diluídas foram levadas para o laboratório num frasco isolado contendo água quente (37°C) para processamento posterior. As amostras com motilidade individual >70% ou superior foram processadas mais tarde.

Cada amostra foi dividida em quatro alíquotas e diluída (para obter uma concentração final de 60 milhões de espermatozóides por mL) com o extensor TCG contendo 0 U/mL ou 50 U/mL ou 100 U/mL ou 150 U/mL CAT (Grupo I, II, III ou IV, respectivamente). As amostras de sémen diluídas de cada grupo foram arrefecidas simultaneamente de 37°C a 5°C a uma taxa de 0,2-0,3°C por minuto numa câmara fria (IMV, L'Aigle, França) e mantidas a 5°C durante 2 h. As palhetas de policloreto de vinilo (PVC) (0,5 mL) (IMV, L'Aigle, França) foram enchidas e mantidas numa câmara fria a 5°C durante 2,5 h. Subsequentemente, estas palhetas foram limpas, secas e espalhadas sobre a grelha de congelação. A grelha contendo palhinhas foi mantida num congelador biológico programável para congelação (temperatura final mantida a -124°C, 12 min) seguida de mergulhar as palhinhas no azoto líquido (-196°C) e foi aí armazenada.

2.5. Avaliação do sémen pós descongelamento

No momento da avaliação, as palhetas de sémen armazenadas foram retiradas dos cryocans e descongeladas em água a 37°C durante 30 s. Os parâmetros de qualidade do sémen (SQPs), nomeadamente a motilidade do esperma após o descongelamento (Salisbury et al., 1985), os parâmetros cinéticos, de velocidade e de motilidade pelo analisador de esperma assistido por computador (CASA; Hamilton Thorne Sperm Analyser, HTM- IVOS, versão IVOS 11, Hamilton Thorne Research, EUA; Perumal et al, 2014), viabilidade e anomalia total do esperma por coloração eosina-nigrosina (Lasley e Bogart 1944), integridade acrossómica por coloração Giemsa (Watson 1975), integridade da membrana plasmática por teste de inchaço hipoosmótico (Jeyendran et al, 1984), integridade nuclear pela técnica de coloração Feulgen (Barth e Oko 1989) e distância de vanguarda percorrida pelo esperma no teste de penetração do muco cervical bovino (Prasad et al., 1999) foram determinadas.

2.6. Ensaios bioquímicos

Uma alíquota de sémen de cada amostra foi centrifugada a 800 x g durante 10 min; o plasma seminal foi sifonado e as pastilhas de esperma foram separadas e lavadas por ressuspensão em PBS e centrifugação (três vezes). O plasma seminal foi confirmado livre de espermatozóides ao colocar uma gota sob uma ampliação de alta potência de um microscópio. Após a centrifugação final, foi adicionado 1 mL de água desionizada aos espermatozóides. O plasma seminal e as pastilhas de esperma foram congelados de imediato e armazenados em crioviais esterilizados em congelador profundo a -80°C até nova análise. No momento da estimativa, a concentração de espermatozóides foi determinada e depois re-diluída para conter 100 x 10^6 células/mL. Foram estimados perfis bioquímicos tais como AST, ALT, LDH, SOD, CAT, GSH e TAC em plasma seminal de amostra de espermatozóides congelados e MDA e colesterol em granulado de esperma congelado descongelado.

2.6.1. Vazamento de enzimas intracelulares

As actividades das enzimas intracelulares como a aspartato aminotransferase (AST) e a alanina aminotransferase (ALT) foram estimadas no plasma seminal de acordo com o método descrito por Reitman e Frankel (1957) e a sua actividade foi expressa em iimol/dL. Do mesmo modo, a actividade da actividade da lactato desidrogenase (LDH) no plasma seminal foi determinada de acordo com o método descrito por Wotten (1964) e a sua actividade foi expressa em IU/dL.

2.6.2. Perfis de stress antioxidante e oxidativo

Capacidade antioxidante total (TAC, K274; Bio Vision, CA, EUA; mmol/mL) e superóxido dismutase (SOD; U/mL), glutationa (GSH; ^mol/mL) e catalase (CAT; nmol/min/mL) foram estimados usando kits ELISA disponíveis comercialmente (706002, 703002 e 707002, Cayman Chemical Co., EUA, respectivamente) em densidade óptica (X 570, 440-460, 405-424 e 540 nm, respectivamente). Estes antioxidantes foram estimados com a utilização de espectrofotómetro de microplacas (Thermo Scientific Multiskan GO Microplate Spectrophotometer, USA). O nível de peroxidação lipídica dos espermatozóides foi medido através da determinação da produção de malondialdeído (MDA) a 535 nm, utilizando ácido tiobarbitúrico (TBA)-ácido tricloroacético (TCA), segundo o método de Buege e Aust (1978), modificado por Suleiman et al. (1996).

2.7. Teor de colesterol de esperma

O teor de colesterol (CHO) nos espermatozóides foi estimado de acordo com o método de Bligh e Dyer (1959) com algumas modificações. Cem milhões de espermatozóides lavados foram tomados numa ampola de 10 mL. O granulado de esperma foi extraído com 20 volumes de clorofórmio: solução de metanol (1:1 v/v) e vortexado durante 20 s. Posteriormente, foi centrifugado a 800 x g durante 5 min. Os espermatozóides foram evaporados até à secura sob gás nitrogénio líquido e mantidos a -20°C. No momento da estimativa, 0,5 mL de clorofórmio foi adicionado a cada frasco, o colesterol foi estimado pelo kit de ensaio de colesterol (Span Diagnostics Ltd., Índia) e os resultados foram expressos como ,colesterol ug/10^8 espermatozóides.

2.8. Análise estatística

A análise de variância (ANOVA) foi realizada utilizando um modelo de revestimento generalizado (Statistical Analysis System for Windows, SAS Versão 9.3; SAS Institute, Inc., Cary, NC, 2001). As figuras apresentam os dados não transformados. Os meios foram analisados através de uma análise de variância (ANOVA), seguida do teste post-hoc de Tukey para determinar diferenças significativas entre os tratamentos e grupos de controlo sobre estes parâmetros de esperma utilizando o programa informático SAS /PC. As diferenças com valores de p<0,05 foram consideradas estatisticamente significativas após transformação arcsine dos dados percentuais. Associações entre diferentes SQPs, parâmetros CASA, perfis bioquímicos e parâmetros de stress antioxidante e oxidativo foram analisadas para significância estatística utilizando o coeficiente de correlação de Pearson utilizando o software SAS 9.3.1. Se o valor r for superior a 0,50, a correlação é considerada como grande, 0,50-0,30 é considerada como moderada, 0,30-0,10 é considerada como pequena.

3. Resultado

As amostras de sémen Mithun (n = 50) são maioritariamente de cor branco-creme a creme espesso com um volume médio de sémen de 2,35 ± 0,12 mL com uma concentração média de esperma de 865,14 ± 8,94 milhões por mL. A análise estatística revelou um aumento significativo (p < 0,05) nos parâmetros de qualidade em ejaculados diluídos com 100 U/mL CAT. As enzimas intracelulares revelaram uma redução significativa (p < 0,05) e foram encontrados AST, ALT e LDH como reduzidos em 100 U/mL CAT em comparação com os de outros grupos de tratamento e controlo. Os perfis de colesterol espermático e antioxidante plasmático seminal mostraram uma melhoria significativa (p < 0,05) com redução simultânea do conteúdo de peróxido lipídico (MDA) de espermatozóides. Parâmetros experimentais tais como SQPs e perfis antioxidantes foram mostrados incremento e fuga de enzimas intracelulares, anormalidades morfológicas do esperma e MDA foram mostrados diminuição significativa (p<0,05) nos 100 U/mL CAT do que nos 50 ou 150 U/mL CAT tratados e não tratados nos grupos de controlo.

3.1. Parâmetros de qualidade do sémen

A espermatazoa tratada com CAT 100 U/mL tem uma motilidade pós descongelamento significativamente maior do que as que estão sob controlo (8,59%), CAT 50 U/mL (3,67%) e CAT 150 U/mL (4,45%). Do mesmo modo, a viabilidade foi significativamente mais elevada em 100 U/mL CAT do que as que estão sob controlo (11,24%), 50 U/mL (3,12%) e 150 U/mL (3,86%). A integridade Acrossomal da espermatazoa foi significativamente mais elevada em 100 U/mL em comparação com os que estavam sob controlo (7,17%), 50 U/mL (4,98%) e 150 U/mL (5,22%); enquanto que a anomalia morfológica total do esperma foi significativamente reduzida (p < 0,05) em 100 U/mL CAT tratados do que os que estavam sob controlo (10,48%), 50 U/mL (4,23%) e 150 U/mL (4,68%). A integridade da membrana plasmática foi significativamente (p < 0,05) afectada com o tratamento CAT que 100 U/mL de esperma tratado mostrou uma maior integridade da membrana do que aqueles em controlo sem tratamento (11,27%) e outros grupos de tratamento (50 U/mL: 4,66% e 150 U/mL: 6,12%). A integridade nuclear também estava a seguir a mesma tendência que o HOST (100 U/mL > 50 ou 150 U/mL ou controlo: 4,14, 3,26 ou 6,64%, respectivamente). A distância de vanguarda percorrida pelo esperma em CMPT é significativamente maior em 100 U/mL do que em 50 U/mL (5,89%) ou 150 U/mL (4,23%) ou grupos de controlo (7,45%) (Figura 1).

3.2. Parâmetros de velocidade e motricidade pela CASA

A mobilidade progressiva (FPM) do esperma foi significativamente (p < 0,05) mais elevada em 100 U/mL do que noutros grupos (50 U/mL: 4,72%, 150 U/mL: 6,87% e controlo: 14,54%). Da mesma forma, a motilidade total (TM) foi significativamente (p < 0,05) mais elevada em 100 U/mL do que a de outros grupos tratados (4,67 a 5,45%) e de controlo sem tratamento (11,43%). Por outro lado, a motilidade estática (SM) foi significativamente (p < 0,05) reduzida no CAT tratado do que nos grupos de controlo (20,87% vs 25,73%). Perfis de velocidade (motilidade curvilínea: VCL, velocidade em linha recta: VSL e velocidade média da trajectória: VAP) foram significativamente (p < 0,05) mais elevados em CAT 100 U/mL do que os de 50 U/mL (1,4-2,6%) ou 150 U/mL (4,7-7,9%) ou grupos de controlo sem tratamento (2,5-8,7%). CAT 100 U/mL tem significativamente (p < 0,05) maior amplitude de deslocamento lateral da cabeça (ALH) do que os grupos de controlo (14,86%), 50 U/mL (8,34%) e 150 U/mL (2,87%) e tendência semelhante para a frequência cruzada de batimentos (BCF) (12,67, 5,96 e 12,54%). A rectidão (STR) foi 2,36 a 3,89% mais elevada em 100 U/mL tratados do que outros grupos de CAT tratados ou de controlo (Figura 2).

3.3. Vazamento de enzimas intracelulares

A fuga de enzima intracelular como a AST foi significativamente (p < 0,05) reduzida em 100 U/mL tratados do que em grupos de controlo sem tratamento (11,76%) ou CAT tratados (50 U/mL; 3,52% ou 150 U/mL; 3,73%). Observação semelhante foi observada em fugas ALT (15,45, 4,34 ou 2,46%, respectivamente). Da mesma forma, outra enzima LDH também revelou que a fuga foi significativamente (p < 0,05) reduzida em 100 U/mL do que nos grupos de 50 U/mL (3,05%) ou 150 U/mL (4,97%) ou de controlo (5,65%) (Figura 3).

3.4. Enzimas antioxidantes

Os perfis antioxidantes como TAC, GSH, SOD e CAT eram mais altos e o perfil de stress oxidativo como MDA era significativamente mais baixo ($p < 0,05$) em 100 U/mL do que os de 50 U/mL ou 150 U/mL ou grupos de controlo sem tratamento. CAT 100 U/mL tinha perfis antioxidantes significativamente ($p < 0,05$) mais altos e menos MDA do que os de controlo (11,43-18,89% e 17,74%) ou 50 U/mL (8,28-16,76% e 5,42%) ou 150 U/mL (7,98-13,37% e 6,46%) em touros de mithun (Figura 4).

3.5. Colesterol de esperma

O colesterol era significativamente mais elevado em 100 U/mL do que em 50 U/mL ou 150 U/mL ou grupos de controlo sem tratamento. CAT 100 U/mL tinha significativamente ($p<0,05$) colesterol de esperma mais alto do que nos grupos de controlo (11,12%) ou 50 U/mL (12,37%) ou 150 U/mL (11,63%) em touros de mithun (Figura 4).

3.6. Estudo de correlação

A análise de correlação revelou que os SQPs tais como motilidade progressiva para a frente, habitabilidade, integridade acrossómica, integridade da membrana plasmática, teste de penetração do muco cervical & integridade nuclear, parâmetros CASA tais como FPM, TM, VCL, VSL, VAP, LIN, STR, ALH & BCF, parâmetros antioxidantes tais como GSH, SOD, CAT & TAC e perfil bioquímico tal como o colesterol do esperma tinham significantes ($p < 0.05$) correlação positiva entre si enquanto que estes perfis tinham correlação negativa significativa ($p < 0,05$) com TSA, SM, AST, ALT, LDH e MDA no esperma tratado com trealose (Figura 5).

4. Discussão

A análise do presente estudo revelou que a inclusão de CAT no extensor de sémen melhorou os SQPs, o nível de antioxidantes e o colesterol total do esperma, enquanto que reduziu a fuga de enzimas intracelulares, a formação de radicais livres e as anomalias morfológicas do esperma no mithun. Assim, protege eficazmente as estruturas e funções dos espermatozóides. Além disso, os espermatozóides tratados com CAT podem melhorar a qualidade do sémen, preservando eficientemente durante o procedimento de inseminação artificial. A análise da literatura disponível não revelou qualquer informação sobre a inclusão de CAT em SQPs *in-vitro*, perfis de stress antioxidante e oxidativo e perfis bioquímicos na criopreservação do sémen de mithun e, tanto quanto sabemos, este é o primeiro relatório sobre o efeito de CAT no sémen criopreservado em mithun. Embora vários autores tenham relatado que o CAT tem efeitos benéficos significativos em SQPs e perfis de stress antioxidante e oxidativo e perfis bioquímicos em diferentes espécies como esperma de touro (Asadpour et al.,

2011), sémen de búfalo (El-Sisy et al., 2008), sémen de carneiro (Maxwell e Stojanov 1996) e sémen de javali (Roca et al., 2005), faltavam estudos semelhantes em mithun. No presente estudo, a suplementação de CAT sobre estes parâmetros revelou uma diferença significativa entre os grupos de tratamento. Os efeitos benéficos de CAT na preservação do sémen devem-se ao facto de ser um antioxidante muito potente (Asadpour et al., 2011, El-Sisy et al., 2008, Roca et al., 2005, Thiangtum et al., 2012).

Devido à membrana do esperma dos mamíferos ter ácidos gordos polinsaturados elevados, torna o esperma muito susceptível à LPO, que ocorre como resultado da oxidação dos lípidos da membrana por moléculas de oxigénio parcialmente reduzidas, tais como superóxido, peróxido de hidrogénio e radicais hidroxil (Dandekar et al., 2002, Asadpour et al., 2011). A peroxidação lipídica da membrana do esperma conduz, em última análise, ao comprometimento da função espermática devido aos ataques de ROS, à alteração da motilidade espermática, à integridade da membrana, aos danos no DNA espermático e na fertilidade através do stress oxidativo e à produção de aldeídos citotóxicos (Griveau et al., 1995). Além disso, o sistema antioxidante do plasma seminal e dos espermatozóides está comprometido durante o processamento do sémen (Alvarez e Storey 1992). Estes resultados estão de acordo com os trabalhos de Maxwell e Stojanov (1996), que indicaram a adição de CAT ao extensor melhorado cryosurvival de espermatozóides de carneiro. Portanto, a inclusão de antioxidantes exógenos pode modular o sistema antioxidante do sémen (Dandekar et al., 2002, Asadpour et al., 2011).

Os resultados do presente estudo mostraram que a adição de 100 U/ml de CAT melhora a qualidade de conservação do sémen de mithun. Os diferentes efeitos dos três níveis de CAT podem ser explicados de acordo com o relatório de Shoae e Zamiri (2008) que mostraram que a quantidade excessiva de antioxidantes causou uma elevada fluidez da membrana plasmática acima do ponto desejado, tornando o esperma mais propenso a danos acrossómicos. Além disso, a concentração de antioxidantes adicionados ao extensor deve ser considerada uma vez que uma dose elevada de antioxidantes pode ser prejudicial para os espermatozóides devido à alteração do estado fisiológico do extensor de sémen. No carneiro, a sobrevivência dos espermatozóides aumentará quando a dose de CAT adicionada ao extensor aumentar. Contudo, o CAT na dosagem superior a 200 U/ml era tóxico para os espermatozóides de carneiro (Maxwell e Stojanov 1996). Do mesmo modo, no presente estudo, o aumento da dosagem de CAT, a 150 U/ml afectou os parâmetros seminais bem como bioquímicos no extensor de TEYC de sémen de mithun. Ao mesmo tempo, uma menor taxa de dosagem também afectou os parâmetros de espermatozóides. As diferenças nos protocolos de conservação e formulações de extensores entre laboratórios, o tempo de adição/exposição de esperma com antioxidante, a concentração de antioxidantes e entre espécies podem explicar, pelo menos em parte, esta variabilidade. A melhoria da qualidade do sémen devido à adição de CAT exógeno registada no presente estudo foi previamente relatada sob a forma de motilidade e membrana acrossómica intacta no sémen de touro (Asadpour et al., 2011) e no sémen de javali (Roca et al., 2005). Além disso, a adição de CAT exógeno estava a melhorar significativamente as percentagens de viabilidade do esperma e membrana plasmática intacta (caudas inchadas), especialmente a um nível de 100 U/ml. As percentagens mais elevadas de plasma intacto e membranas acrossómicas que foram encontradas na presente experiência devido a 100 U/ml de CAT podem ser a razão para uma melhor motilidade nestas amostras (Asadpour et al., 2011).

CAT ajuda a manter a integridade do acrossoma normal (Maxwell e Stojanov 1996)e estabiliza o plasmalemma dos espermatozóides e assim aumenta a motilidade. CAT, em espermatozóides é capaz de reagir com muitas ROS directamente para proteger as células de mamíferos contra o stress oxidativo, e assim manter a motilidade do esperma (Bilodeau et al., 2001). Por conseguinte, como se viu neste estudo, foram investigadas tentativas de melhorar a motilidade e viabilidade das células espermáticas através da incorporação de catalase no armazenamento de líquidos (Maxwell e Stojanov 1996, Roca et al., 2005, Thiangtum et al., 2012) e forma de sémen congelado (Asadpour et al., 2011, El-Sisy et al., 2008). Além disso, mantém a integridade do plasma e da membrana mitocondrial e a estrutura do citoesqueleto do flagelo do esperma como efeitos protectores das células. CAT também protege o nível SOD, GSH e TAC no extensor de sémen (Halvorsen et al., 2002), o que ajuda a manter o transporte da membrana (Perumal et al., 2011a, Perumal et al., 2011b, Alvarez e Storey 1992) e a fertilidade dos espermatozóides.

Também previne o efluxo de colesterol da membrana do esperma e a produção de MDA em diluentes indica que previne a condensação prematura e a reacção acrossómica como actuando como antioxidante. Juntamente com os fosfolípidos, o colesterol é necessário para a integridade física celular e assegura a fluidez da membrana celular. O colesterol desempenha um papel especial na membrana do esperma porque a sua libertação da membrana do esperma inicia a etapa chave no processo de capacitação e reacção acrossómica que é crucial para a fertilização (Witte e Schafer-Somi 2007). Além disso, a adição de colesterol aos diluentes antes do descongelamento aumenta a resistência dos espermatozóides ao stress causado pelos procedimentos de congelamento-congelamento, preservando a motilidade do esperma e o potencial de fertilização (Moore et al., 2005). No presente estudo, o efluxo de colesterol e a produção de MDA foram reduzidos no grupo tratado, em comparação com o grupo de controlo sem tratamento. Assim, as amostras de sémen tratadas com CAT terão um elevado poder crio-resistente em comparação com o grupo de controlo sem tratamento. No presente estudo, observou-se que os parâmetros de esperma que receberam a 100 U/ml de CAT eram significativamente mais elevados do que os do outro grupo e do grupo de controlo (Asadpour et al., 2011).

As enzimas como os níveis AST e ALT no plasma seminal são muito importantes para o metabolismo do esperma bem como para a função espermática (Brooks 1990), fornecem energia para a sobrevivência, motilidade e fertilidade dos espermatozóides e estas actividades de transaminase no sémen são bons indicadores da qualidade do sémen porque medem a estabilidade da membrana espermática (Corteel 1980). Assim, o aumento da percentagem de espermatozóides anormais na conservação provoca uma elevada concentração de enzima transaminase no fluido extracelular devido aos danos das membranas dos espermatozóides e à facilidade de fuga de enzimas dos espermatozóides (Gundogan 2006). Além disso, o aumento das actividades AST e ALT do plasma seminal e do sémen em fase de armazenamento líquido pode ser devido à instabilidade estrutural do esperma (Buckland 1971). No presente estudo, os níveis de AST e ALT foram mais baixos no sémen preservado a 100 U/ ml de CAT, pois estabiliza a integridade da membrana do acrossoma, plasma, mitocôndria e flagelo do esperma.

O glutationa é o tiol não protéico mais abundante em células de mamíferos e está presente principalmente na forma reduzida (GSH) e apenas uma pequena quantidade está na forma oxidada (GSSG). O sistema antioxidante do glutatião consiste em glutatião reduzido (GSH), glutatião oxidado (GSSG), glutatião redutase (GRD), glutatião peroxidase (GPD) e glutatião-transferase. A GRD estimula a redução de GSSG para GSH. Isto assegura um fornecimento constante do substrato redutor (NADPH) a GPD. A glicose -6- fosfato desidrogenase (G6PD) é necessária para a conversão de NADP para NADPH, é chamada de ciclo redutor de GSH oxidante no esperma e plasma seminal. No presente estudo, o GSH era mais elevado no plasma seminal do sémen adicionado de CAT, uma vez que mantém o sistema antioxidante no armazenamento do sémen de mithun.

Da mesma forma, a superóxido dismutase é um antioxidante que catalisa a dismutação do superóxido em oxigénio e peróxido de hidrogénio. Ele procura o anião superóxido extracelular e intracelular e impede a peroxidação lipídica da membrana plasmática. SOD desmantela espontaneamente (O2·) o anião para formar O2 e H2O2. A SOD também previne a hiperactivação prematura e a condensação induzida pelos radicais superóxidos antes de ejacular (De Lamirande e Gagnon 1995). No presente estudo, a concentração de SOD foi maior no sémen tratado com CAT. Mas normalmente, o plasma seminal é uma fonte potente deste antioxidante, CAT (Kobayashi et al., 1991). Os altos níveis de material polinsaturado facilmente peroxidável expõem os espermatozóides a um stress oxidativo excessivo e a actividade superóxido dismutase das amostras de esperma é um bom preditor do seu tempo de sobrevivência. O CAT, quando aplicado numa dose de 100 U/ml, melhorou a motilidade do esperma durante a conservação, e mostrou propriedades anti-oxidantes, elevando o nível de SOD, em associação com a concentração de GSH. Além disso, o CAT, um crioprotector permeante actua como antioxidante e causa rearranjo dos lípidos e proteínas da membrana, o que resulta em maior fluidez da membrana, maior desidratação a temperaturas mais baixas e, portanto, maior capacidade de sobrevivência dos espermatozóides durante esta conservação (Holt 2005). Esta poderia ser uma das razões para uma melhor motilidade, viabilidade e integridade da membrana dos espermatozóides, diluída na presença de CAT no extensor de sémen.

Neste estudo, as melhorias observadas na qualidade do esperma podem ser atribuídas à prevenção da geração excessiva de radicais livres, produzidos pelos próprios espermatozóides, por meio da sua propriedade antioxidante de CAT. Concluiu-se que os possíveis efeitos protectores da suplementação de CAT são o aumento do conteúdo de enzimas antioxidantes e a prevenção do efluxo de colesterol e fosfolípidos da membrana celular e da produção de MDA. Assim, pode proteger os espermatozóides durante a sua conservação e aumentar a fertilidade nesta espécie. Estudos futuros através da medição do nível da taxa de fertilidade no ensaio de fertilidade *in-vitro* ou *in-vivo* são necessários para confirmar os resultados actuais.

Referências

Aitken J e Fisher H. 1994. Geração de espécies reactivas de oxigénio e espermatozóides humanos: o equilíbrio entre benefício e risco. *Bioensaios*. 16(4): 259-267.

Aitken J. 1995. Mecanismos de prevenção da peroxidação lipídica em espermatozóides humanos. In: Reacção do acrossoma humano. Eds. P. Fenichel e J. Parinaud. pp: 339-353.

Aitken RJ, De Luliis GN, Finnie JM, Hedges A e McLachlan R. 2010. Análise das relações entre stress oxidativo, danos no DNA e vitalidade do esperma numa população de doentes: desenvolvimento de critérios de diagnóstico. *Reprodução humana* 25(10): 2415-2426.

Alvarez JG e Storey BT. 1992. Evidência de aumento dos danos peroxidativos lipídicos e perda da actividade de desmancha de superóxido como modelo de dano crio letal do esperma humano durante a criopreservação. *Journal of Andrology* 13(3): 232-241.

Andrabi SMH. 2009. Factores que afectam a qualidade dos búfalos criopreservados (Bubalus bubalis) espermatozóides de touro. *Reprodução em Animais Domésticos* 44(3): 552-569.

Asadpour R, Jafari R e Tayefi-Nasrabadi H. 2012. O efeito da suplementação antioxidante em extensores de sémen na qualidade do sémen e na peroxidação lipídica dos espermatozóides de touro refrigerados. *Iranian Journal of Veterinary Research* 13(3): 246 - 249.

Asadpour R, Jafari R, Tayefi-Nasrabadi H. Efeito de vários níveis de catalase antioxidante em extensores de sémen sobre a peroxidação lipídica e a qualidade do sémen após o sémen de touro congelado. *Fórum de Investigação Veterinária* 2011; **2**(4): 218 - 221.

Barth AD e Oko RJ. 1989. Preparação do sémen para exame morfológico. In: Morfologia anormal dos espermatozóides bovinos. Ames, IA: Iowa State University Press; p. 8-18.

Bernardini A, Hozbor F, Sanchez E, Fornes M, Alberio R e Cesari A. 2011. As proteínas plasmáticas seminais de carneiro conservadas ligam-se à membrana do esperma e reparam os danos de criopreservação. Theriogenologia 76: 436-447.

Bilodeau JF, Blanchette S, Gagnon C e Sirard MA. 2001. As tiols previnem a perda de mobilidade do esperma mediada por H2O2 no sémen de touro criopreservado. *Theriogenology* 56(2): 275-286.

Bligh EG e Dyer WJ. 1959. Um método rápido de extracção e purificação lipídica total. Can J Biochem Physiol 37: 911-917.

Brooks DE. 1990. Bioquímica das glândulas acessórias masculinas. In: A fisiologia da reprodução de Marshall. Ed: G. E. Lamming, 4th edn., Edinburgh, Churchill Livingstone, pp. 569-690.

Buckland RB. 1971. A actividade de seis enzimas do plasma seminal e esperma de galinha. 1. Efeito do armazenamento in vitro e de famílias sib integrais na actividade enzimática e fertilidade. *Ciência das aves de capoeira* 50(6): 1724-1734.

Buege JA e Aust SD. 1978. Peroxidação lipídica microssomal. Métodos Enzymol 52: 302-310.

Chatterjee S, de Lamirande E e Gagnon C. 2001. A criopreservação altera o estado sulfídico da membrana dos espermatozóides de touro: protecção por glutatião oxidado. Mol Reprod Dev 60: 498-506.

Cocchia N, Pasolini MP, Mancini R, Petrazzuolo O, Cristofaro I, Rosapane I, Sica A, Tortora G, Lorizio R, Paraggio G e Mancini A. 2011. Efeito da suplementação proteica do SODA (superóxido dismutase) em extensores de sémen sobre a motilidade, viabilidade, estado acrossómico e ERK (extracellular signal-regulated kinase) fosforilação proteica de espermatozóides de garanhão refrigerados.

Theriogenologia 75: 1201-1210.

Corteel JM. 1980. Effects du plasma seminal sur la survie et la fertilite des spermatozoides conserve in vitro. *Desenvolvimento Nutricional da Reprodução.* 20(4): 1111-1123.

Dandekar P, Nadkarni GD, Kulkarni VS e Punekar S. 2002. Peroxidação lipídica e enzimas antioxidantes na infertilidade masculina. *Journal of Postgraduate Medicine* 48(3): 186-189.

de Lamirande E e Gagnon C. 1995. Impacto das espécies reactivas de oxigénio nos espermatozóides: Um acto de equilíbrio entre os efeitos benéficos e prejudiciais. *Reprodução humana* 10(1): 15-21.

de Lamirande E, Jiang H, Zini A, Kodama H e Gagnon C. 1997. Espécies reactivas de oxigénio e fisiologia do esperma. *Revisões da Reprodução* 2(1): 48-54.

Dhali A, Mech A, Prakash B, Mondal M, Mukherjee A, Mukherjee S, Rajkhowa S, Baruah KK e Das KC. 2008. Breeding Management (citado em: mithun: A gifted bio- resource of the north eastern hills), ICAR-NRC on Mithun, Nagaland, Índia. p. 24-32.

El- Sisy GA, El- Nattat WS e El- Sheshtawy RI. 2008. Efeito da superóxido dismutase e catalase na viabilidade dos espermatozóides criopreservados de búfalo. *Veterinaria Global* 2(2): 61-65.

Gavella M, Lipovac V, Vucic M e Rocic B. 1996. Relação da actividade do superóxido de esperma dismutado com outras enzimas específicas do esperma e peroxidação lipídica induzida experimentalmente em homens inférteis. *Andrologia.* 28(4): 223-229.

Griveau JF, Dumont E, Renard P, Callegari JP e Le Lannou D. 1995. Espécies reactivas de oxigénio, peroxidação lipídica e sistemas de defesa enzimática em espermatozóides humanos. *Journal of Reproduction and Fertility* 103(1): 17-26.

Gundogan M. 2006. Alguns parâmetros reprodutivos e constituintes seminais do plasma em relação à estação em Akkaraman e Awassi Rams. *Jornal Turco de Veterinária e Zootecnia.* 30(1): 95-100.

Halvorsen B, Holte K, Myhrstad MCW, Barikmo I, Havattum E, Remberg SF, Wold AB, Haffner K, Baugerod H, Andersen LF, Moskaug O, Jacobs DR, Blomhoff R. Um rastreio sistemático de antioxidantes totais em plantas dietéticas. *The American Society for Nutritional Sciences Journal of Nutrition 2002;* **132:** 461 - 471.

Holt WV. 2000. Aspectos fundamentais da criobiologia do esperma: a importância das espécies e das diferenças individuais. *Theriogenologia* 53(1): 47-58.

Jayaganthan P, Perumal P, Balamurugan TC, Verma RP, Singh LP, Pattanaik

AK e Meena K. 2013. Efeitos da suplementação de *Tinospora cordifolia* na qualidade do sémen e no perfil hormonal do carneiro. Anim Reprod Sci 140(1): 47-53.

Jeyendran RS, Vander Ven HH, Parez-Pelaez M, Crabo BG e Zaneweld LJD. 1984. Desenvolvimento de um ensaio para avaliar a integridade funcional da membrana humana e a sua relação com outras características do sémen. J Reprod Fertil 70: 219-228.

Kankofer M, Kolm G, Aurich J e Aurich C. 2005. Actividade de peroxidase de glutatião, superóxido dismutase e catalase e intensidade de peroxidação lipídica no sémen de garanhão durante a armazenagem a 5°C. *Theriogenologia* 63(5): 1354-1365.

Kobayashi M, Kakizono T e Nagai S. 1991. Produção de astaxantina por uma alga verde, *Haematococcus pluvialis* acompanhada de alterações morfológicas nos meios de acetato. *Journal of Fermentation and Bioengineering* 71(5): 335 - 339.

Kumar R, Jagan Mohanarao G, Arvind R e Atreja SK. 2011. Genotoxicidade induzida por congelamento em espermatozóides de búfalo (Bubalus bubalis) em relação ao estado antioxidante total. *Relatório de Biologia Molecular* 38(3): 1499-1506.

Lasley JF e Bogart R. 1944. Um estudo comparativo dos espermatozóides epidídimicos e ejaculados de javali. J Anim Sci 3: 360-370.

Maxwell WMC e Stojanov T. 1996. Armazenamento líquido de sémen de carneiro na ausência ou presença de alguns antioxidantes. *Reprodução, Fertilidade e Desenvolvimento* 8(6): 1013-1020.

Medeiros A, Gomes G, Carmo M, Papa FO e Alvarenga MA. 2002. Criopreservação do esperma do garanhão utilizando amidos diferentes. Theriogenologia 58(2): 273-276.

Moore AI, Squires EL e Graham JK. 2005. A adição de colesterol à membrana plasmática do esperma do garanhão melhora a crio sobrevivência. *Criobiologia* 51(3): 241-249.

Perumal P, Chamuah JK e Rajkhowa C. Efeito da catalase no armazenamento líquido (5° C) de sémen mithun (*Bos frontalis*). Asian Pac J Reprod 2(3): 209-214.

Perumal P, Chamuah JK, Nahak AK e Rajkhowa C. 2015. Efeito da melatonina no armazenamento líquido (5°C) de sémen com estudo retrospectivo da taxa de parição em diferentes estações do ano em mithun (*Bos frontalis*). Asian Pac J Reprod 4(1): 1-12.

Perumal P, Chang S, Baruah KK e Srivastava N. 2018. Administração de módulos de melatonina exógena de libertação lenta, perfis de stress oxidativo e capacidade de fertilização *in vitro dos* espermatozóides criopreservados mithun. Theriogenologia. 120: 79-90.

Perumal P, Chang S, Khate K, Vupru K e Bag S. 2019. A suplementação alimentar do óleo de linhaça modula a produção de sémen e os seus parâmetros de qualidade, congelabilidade, perfis de stress oxidativo, biometria escrotal e testicular e perfis endocrinológicos em mithun. Theriogenologia. 136: 47-59.

Perumal P, Selvaraju S, Barik AK, Mohanty DN, Das S, Mishra PC. Papel do glutatião reduzido na melhoria dos caracteres seminais congelados pós-descongelação de sémen de touro de Jersey pobre e congelável. *Indian Journal of Animal Science* 2011b; **81**(8): 807-810.

Perumal P, Selvaraju S, Selvakumar S, Barik AK, Mohanty DN, Das S, Das RK, Mishra PC. Efeito da adição pré-congelada de cloridrato de cisteína e glutatião reduzido no sémen de touros cruzados de Jersey sobre os parâmetros do esperma e as taxas de concepção. *Reprodução em Domestic Animal* 2011a; **46**(4): 636-641.

Perumal P, Srivastava SK, Ghosh SK e Baruah KK. 2014. Análise de esperma assistida por computador de sémen congelável e não congelável de mithun (*Bos frontalis*). Journal of Animals 2014: 1-6; Artigo ID 675031.

Perumal P, Vupru K e Rajkhowa C. 2013. Efeito da adição de glutatião reduzido no armazenamento líquido (5°C) de sémen de mithun (*Bos frontalis*). Índio J Anim Sci 83(10): 1024-1028.

Perumal P, Vupru K e Rajkhowa C. 2013. Efeito da adição de taurina no armazenamento líquido (5° C) de sémen de mithun (*Bos frontalis*). Vet Med Int 2013: 1-7; Artigo ID 165348.

Perumal P, Vupru K e Rajkhowa C. 2015. Efeito da adição de trehalose no armazenamento líquido (5° C) de sémen de mithun (*Bos frontalis*). Indian J Anim Res 49(6): 837-846.

Perumal P. 2014. Efeito da superóxido dismutase no armazenamento de líquidos (5° C) de sémen de mithun (*Bos frontalis*). J Anim 2014: 1-9; Artigo ID 821954.

Prasad JK, Kumar S, Mohan G, Agarwal SK e Shankar U. 1999. Método simples modificado para teste de penetração de muco cervical para avaliação da qualidade do sémen de touro. Indian J Anim Sci 69: 103 -105.

Reitman S e Frankel SA. 1957. Método colorimétrico para a determinação da transaminase sérica oxaloacética e glutâmica pirúvica. Am J Clin Pathol 28: 5663.

Roca J, Rodriguez MJ, Gil MA, Carvajal G, Garcia EM, Cuello C, Vazquez JM, Martinez EA. Sobrevivência e fertilidade in vitro de espermatozóides de javali congelados na presença de superóxido dismutase e/ou catalase. *Journal of Andrology* 2005; **26:** 15-24.

Salisbury GW, VanDemark NL e Lodge JR. 1985. Fisiologia da reprodução e inseminação artificial do gado. 2nd ed. W.H. Freeman and Company; p. 268-274.

Shoae A e Zamiri MJ. 2008. Efeito do hidroxitolueno butilado no esperma de touro congelado no extensor do citrato de gema de ovo. *Ciência da Reprodução Animal* 104(2): 414418.

Sinha MP, Sinha AK, Sinka BK e Prasad PI. 1996. O efeito do Glutationa na motilidade, fuga de enzimas e fertilidade do sémen congelado de cabra. Theriogenologia 41: 237-243.

Suleiman SA, Ali ME, Zaki MS, Malik EMEA e Nast MA. 1996. Peroxidação lipídica e motilidade do esperma humano: papel protector da vitamina E. J Androl 17(5): 530-537.

Tekin N, Uysal O, Akcay E e Yavas I. 2006. Efeitos de diferentes doses de taurina e taxa de congelamento no congelamento do sémen de carneiro. Ankara Universitesi Veteriner Fakultesi Dergisi 53: 179-184.

Thiangtum K, Hori T, Kawakami E. Efeito da Catalase e da Desmutase Superóxida na Motilidade, Viabilidade e Integridade Acrossomal dos Espermatozóides Caninos durante o Armazenamento a 5º C. *Thailand Journal of Veterinary Medicine* 2012; **42**(4): 447- 453.

Watson PF. 1975. Utilização da mancha Giemsa para detectar alterações no acrossoma de espermatozóides de carneiro congelados. Vet Rec 97: 12-15.

Witte TS e Schafer-Somi S. 2007. Envolvimento do colesterol, cálcio e progesterona na indução da capacitação e reacção acrossómica de espermatozóides de mamíferos. *Ciência da Reprodução Animal* 102(3-4): 181-193.

PDI. 1964. Micro-análise em bioquímica médica. Quarta edição. J e A Churchill Ltd, Londres.

Zalata A, Hafez T e Comhaire F. 1995. Avaliação do papel das espécies reactivas de oxigénio na infertilidade masculina. *Reprodução humana* 10(6): 1444 - 1451.

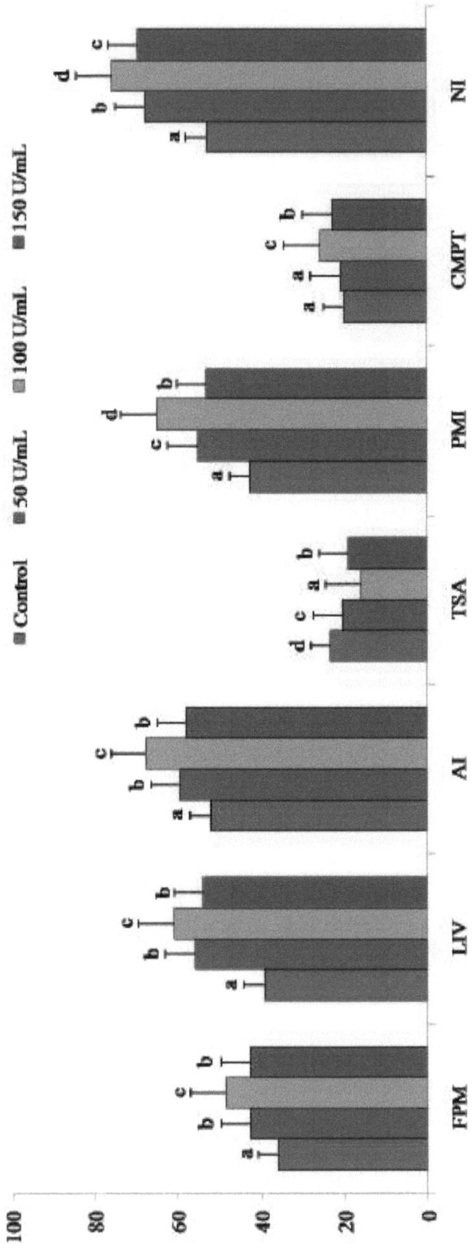

Fig. 1. Efeito da catalase nos perfis de qualidade do sémen pós descongelamento em mithun (média ± SEM). A barra vertical em cada ponto representa um erro padrão de média. FPM: Motilidade progressiva

para a frente (%), LIV: Livability (%), Al: Acrosomal Integrity (%), TSA: Anormalidade total do esperma (%), PMI: Integridade da membrana plasmática (HOST; %), CMPT: Teste de penetração de muco cervical (distância de vanguarda percorrida pelo esperma; mm/h) e NI: integridade nuclear (%). Barra vertical com letras pequenas (a, b, c, d) indica diferença significativa (p < 0,05) entre os diferentes grupos experimentais. N= 25 amostras de sémen cada uma para grupos de controlo e tratamento.

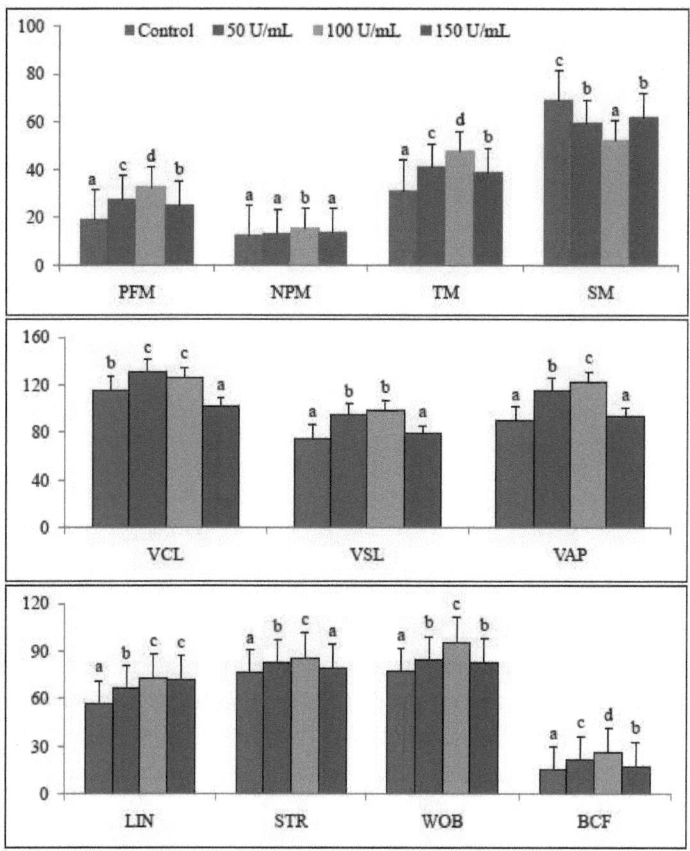

Fig. 2. Efeito da catalase nos parâmetros de motilidade e velocidade pós descongelamento pelo analisador de esperma assistido por computador (CASA) em mithun (média ± SEM). A barra vertical em cada ponto representa um erro padrão de média. FPM: Motilidade progressiva para a frente (%), NPM: - Motilidade não progressiva (%), TM: Motilidade total, SM: Esperma estático (%), VCL: Velocidade Curvilínea (цт/seg.), VSL: Linha recta Velocidade (цт/seg.), VAP: Velocidade média (цт /sec.), LIN: Linearidade (%), STR: Retilinidade (%), WOB: Wobble (%) e BCF: Beat/Cross Frequency (Hz). A barra vertical com

71

letras pequenas (a, b, c, d) indica diferença significativa (p < 0,05) entre os diferentes grupos experimentais. N= 25 amostras de sémen cada uma para grupos de controlo e tratamento.

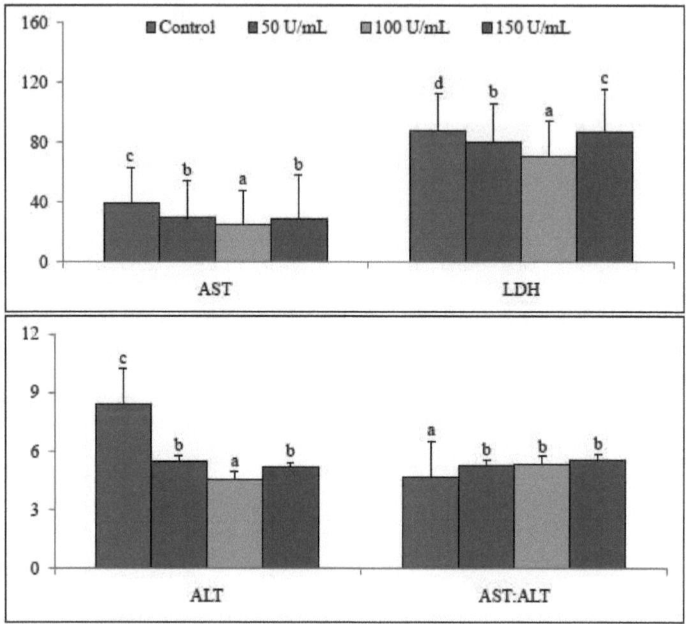

Fig. 3. Efeito da catalase nas enzimas intracelulares do esperma em fase de pós-desgelamento em mithun (média ± SEM). A barra vertical em cada ponto representa um erro padrão de média. AST: Aspartato Aminotransferase (uM/dL), ALT: alanina Aminotransferase (uM/dL) e LDH: Lactato Desidrogenase (IU/dL). Barra vertical com letras pequenas (a, b, c, d) indica diferença significativa (p < 0,05) entre os diferentes grupos experimentais. N= 25 amostras de sémen cada uma para grupos de controlo e tratamento.

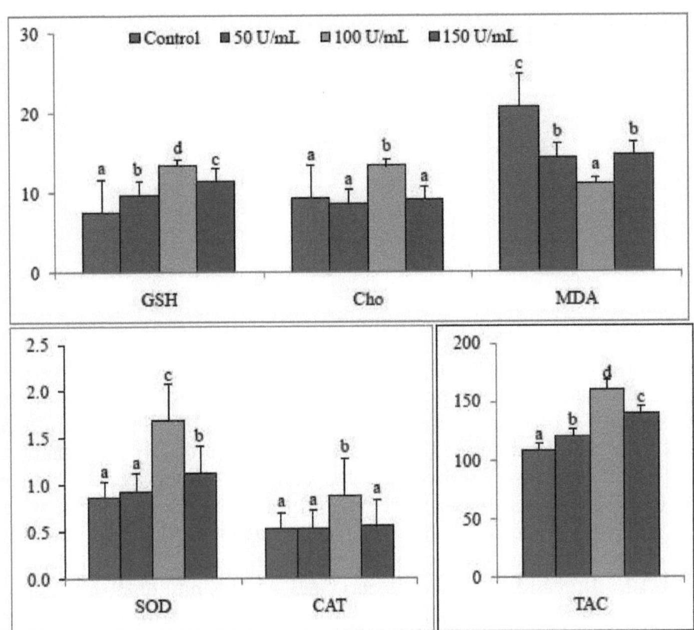

Fig. 4. Efeito da catalase nos perfis antioxidantes em mithun (média ± SEM). A barra vertical em cada ponto representa um erro padrão de média. GSH: Glutatião (^mol/mL), Cho: Colesterol (^g/108esperma), MDA: Malondialdeído (nmol/108 espermatozóide), SOD: Superóxido dismutase (U/ml de plasma seminal), CAT: Catalase (nmol/min/mL) e TAC: Antioxidantes totais (equivalentes de trolox ^mol/L). Barra vertical com letras pequenas (a, b, c, d) indica diferença significativa (p < 0,05) entre os diferentes grupos experimentais. N= 25 amostras de sémen cada uma para grupos de controlo e tratamento.

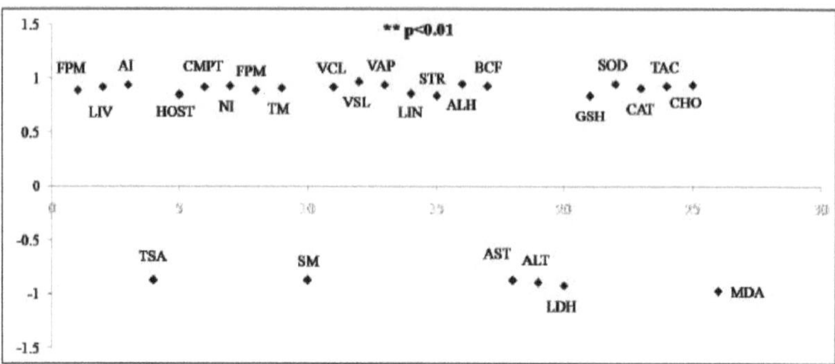

Fig 5. Coeficientes de correlação entre os parâmetros de qualidade do sémen, parâmetros cinéticos por analisador de esperma assistido por computador, perfis bioquímicos e perfis antioxidantes e oxidativos em touros de mithun. FPM: Motilidade progressiva para a frente, LIV: habitabilidade, Al: integridade acrossómica, TSA: anomalia total do esperma, HOST/PM1: teste de inchaço hipoosmótico/ integridade da membrana plasmática, CMPT: teste de penetração do muco cervical, Nl: integridade nuclear, FPM: Motilidade progressiva para a frente, TM: motilidade total, SM: motilidade estática, VCL: velocidade curvilínea, VSL: velocidade em linha recta, VAP: velocidade média do percurso, LIN: linearidade, STR: linearidade, ALH: amplitude do deslocamento lateral da cabeça, BCF: beat cross frequency, AST: aspartato aminotransferase, ALT; alanina aminotransferase, LDH; lactato desidrogenase, GSH; glutationa, SOD: superóxido dismutase, CAT; catalase, TAC: capacidade antioxidante total, CHO: colesterol de esperma e MDA: malondialdeído. ** Os coeficientes de correlação foram altamente significativos, p < 0,01.

Capítulo 5

Cloridrato de cisteína no armazenamento líquido (5º C) de sémen de mithun

P. Perumal

ICAR-National Research Centre on Mithun, Medziphema, Nagaland, Índia

ABSTRACT

O presente estudo foi realizado para avaliar o efeito do cloridrato de cisteína na motilidade do esperma, viabilidade, anormalidade total do esperma, integridade da membrana acrossómica e plasmática, perfis enzimáticos tais como superóxido dismutase (SOD) e catalase e perfis bioquímicos tais como efluxo de colesterol e produção de malondialdeído (MDA). O número total de 40 ejaculados foi recolhido duas vezes por semana de oito touros de mithun e o sémen foi dividido em quatro alíquotas iguais, diluídas com o extensor TEYC. Grupo 1: sémen sem aditivos (controlo), grupo 2 ao grupo 4: o sémen foi diluído com 5 mM, 10 mM e 15 mM de cloridrato de cisteína, respectivamente. Estes parâmetros seminais, perfis enzimáticos e bioquímicos foram avaliados a 5º C para 0, 6, 12, 24 e 30 h de incubação. A inclusão do cloridrato de cisteína no diluente resultou numa diminuição significativa ($p < 0,05$) das percentagens de espermatozóides mortos, espermatozóides anormais e anomalias acrossómicas em diferentes horas de período de armazenamento, em comparação com o grupo de controlo. Além disso, o cloridrato de cisteína a 5 e 15 mM foi inferior ao cloridrato de cisteína 10 mM no que diz respeito a estas características e o cloridrato de cisteína a 10 mM tem uma melhoria significativa na qualidade do sémen de mithun armazenado *in-vitro* até 30 h. Concluiu-se que os possíveis efeitos protectores do cloridrato de cisteína sobre os parâmetros do esperma são a melhoria da função das enzimas antioxidantes e a prevenção do efluxo do colesterol da membrana celular e da produção de malondialdeído (MDA) durante a conservação.

Palavras-chave: cloridrato de cisteína, mithun, parâmetros seminais, perfis bioquímicos e enzimáticos

Mithun (*Bos frontalis*) é um semi-selvagem, tem um lugar importante na vida social, cultural, religiosa e económica da população tribal na região nordeste da colina da Índia. Estatísticas recentes indicam que a população de mithun está a diminuir gradualmente devido à falta de touros reprodutores adequados, aumento das práticas intensivas de consanguinidade e falta de uma gestão adequada da reprodução. Uma vez que os mituns são animais semi-selvagens e não estão totalmente domesticados, a reprodução natural é praticada nesta espécie com limitações acompanhadas como custo e transmissão de doenças. Assim, o uso da inseminação artificial para melhorar o seu pedigree é essencial. O armazenamento a frio do sémen é utilizado para reduzir o metabolismo e para manter a viabilidade do esperma durante um período de tempo prolongado. Mas a qualidade do sémen é deteriorada durante este período prolongado de armazenamento e pode dever-se à acção das espécies reactivas de oxigénio (ROS) geradas pelos componentes celulares do sémen (Perumal *et al.*, 2011), uma vez que a membrana do esperma possui elevados ácidos gordos polinsaturados. Os efeitos da peroxidação lipídica no esperma são perda de motilidade, danos no ADN e fertilidade (Maxwell e Watson, 1996). O sémen Mithun contém normalmente anti-oxidantes que podem compensar a peroxidação lipídica (Perumal *et al.*, 2012 dados não publicados). Mas a concentração destes antioxidantes é reduzida durante a diluição e armazenamento que afectam a qualidade do sémen durante o armazenamento. O tiol como o cloridrato de cisteína e o glutationa (GSH) previne a perda de mobilidade do esperma no armazenamento de líquidos (Uysal e Bucak, 2007) e no sémen de touro congelado (Perumal *et al.,* 2011). A cisteína é um precursor da biossíntese intracelular de glutatião e aumenta o nível de GSH. Além disso, a leitura das literaturas não revelou qualquer informação sobre o efeito da adição deste anti-oxidante na viabilidade do esperma durante o armazenamento de líquidos a baixa temperatura. Assim, o objectivo deste estudo era avaliar o efeito deste aditivo sobre os parâmetros seminais do sémen de mithun para perseguir futuros protocolos de preservação do esperma.

Material e Métodos

Foram seleccionados oito touros mithun aparentemente saudáveis de aproximadamente 4 a 6 anos de idade e o peso corporal médio dos touros era de 501 kg (493 a 507 kg) aos 4 - 6 anos de idade com bom estado corporal (pontuação 5-6) mantido em condições uniformes de alimentação, habitação e iluminação. Os números totais de 40 ejaculados foram recolhidos através do método de massagem rectal duas vezes por semana. Imediatamente após a colheita, as amostras foram mantidas num banho de água a 37° C e avaliados parâmetros seminais básicos. Os ejaculados foram avaliados e aceites para avaliação se fossem satisfeitos os seguintes critérios: concentração: >500 milhões / ml; actividade de massa >2,5+, mobilidade individual: >70% e anormalidade total: <10%.

Cada ejaculação agrupada foi dividida em dois grupos e diluída com o extensor TEYC. Grupo 1: sémen sem aditivos (controlo), grupo 2: sémen com 5 mM de cloridrato de cisteína. As amostras de sémen diluídas foram mantidas em tubos de vidro e arrefecidas de 37 a 5° C, a uma taxa de 0,2-0,3° C/min numa câmara fria e mantidas a 5° C durante um período de armazenamento de líquidos até um período de 30 h da experiência. A percentagem de motilidade espermática, viabilidade, anomalia espermática total, integridade acrossómica e a integridade da membrana plasmática por teste de inchaço hipoosmótico (HOST) foram determinadas de acordo com o procedimento padrão. A actividade do aspartato amino transaminase (AST), alanina amino transaminase (ALT) e efluxo de colesterol do plasma seminal foi estimado pelo kit comercial disponível. O nível de peroxidação lipídica do esperma e do plasma seminal foi medido através da determinação da produção de malondialdeído (MDA), utilizando ácido tiobarbitúrico (TBA), segundo o método de Buege e Aust (1978) e modificado por Suleiman *et al.* (1996).

Os resultados foram analisados estatisticamente e expressos como a média ± S.E.M. Os meios foram analisados pelo teste t de estudante, seguido pelo teste pós-hoc de Tukey para determinar diferenças significativas entre grupos utilizando o programa informático SPSS/PC (versão 15.0; SPSS, Chicago, IL). As diferenças com valores de $p < 0,05$ foram consideradas estatisticamente significativas após a transformação arcsine dos dados percentuais.

Resultados e Discussão

Os efeitos do cloridrato de cisteína na mobilidade do esperma, viabilidade, anomalia total do esperma, integridade da membrana acrossómica e plasmática em diferentes horas de incubação em armazenamento líquido (5° C) foram apresentados na Figura 1,2,3,4 e 5, respectivamente. Os resultados revelaram também que a inclusão de cloridrato de cisteína no diluente resultou numa diminuição significativa (p < 0,05) das percentagens de espermatozóides mortos, espermatozóides anormais e anomalias acrossómicas quando as amostras de sémen foram examinadas em diferentes horas de períodos de armazenamento em comparação com o grupo de controlo. Os perfis enzimáticos revelaram que a menor actividade média AST (Figura 6) e ALT (Figura 7) foi registada no sémen tratado do que no grupo de controlo e diferiram significativamente (p<0,05) entre os grupos. Da mesma forma, o efluxo de colesterol (Figura 8) e a produção de MDA (Figura 9) foi significativamente diferente (p<0,05) entre o grupo tratado com cloridrato de cisteína e o grupo de controlo. Os dados desta experiência mostraram claramente que a adição de cloridrato de cisteína nas concentrações de 5 mM ao diluente de sémen resultou numa melhoria significativa na qualidade e redução do efluxo de colesterol, enzimas intracelulares no plasma seminal e produção de MDA de sémen de mithun em *in-vitro* armazenado durante até 30 h.

Não houve relatório sobre o efeito da adição de cloridrato de cisteína nos parâmetros seminais em mithun e, tanto quanto sabemos, este é o primeiro relatório sobre o efeito do cloridrato de cisteína nos parâmetros seminais, nível enzimático e perfis bioquímicos no sémen de mithun. A análise de vários parâmetros seminais revelou que a mobilidade progressiva, a habitabilidade, o acrossoma e a integridade da membrana plasmática são significativamente diferentes entre os grupos de tratamento e de controlo. A cisteína é um aminoácido de baixo peso molecular contendo tióis; é um precursor da biossíntese intracelular de glutatião, e aumenta o nível de GSH, que neutraliza e previne a formação de radicais livres e mantém a integridade da membrana e aumenta a eficiência do movimento flagelar eficientemente em meio fluido (Perumal *et al.*, 2011).

Devido à membrana do esperma dos mamíferos ter ácidos gordos polinsaturados elevados, torna os espermatozóides muito susceptíveis à ROS, o que ocorre como resultado da oxidação dos lípidos da membrana por moléculas de oxigénio parcialmente reduzidas, tais como superóxido, peróxido de hidrogénio, e radicais hidroxil. A peroxidação lipídica da membrana do esperma conduz, em última análise, ao comprometimento da função espermática devido aos ataques das ROS, à alteração da motilidade espermática e da integridade da membrana e aos danos no DNA espermático e na fertilidade através do stress oxidativo e da produção de aldeídos citotóxicos (Griveau *et al.*, 1995). Além disso, o sistema antioxidante do plasma seminal e dos espermatozóides está comprometido durante o processamento do sémen (Alvarez e Storey, 1992). Portanto, a inclusão de antioxidantes exógenos pode modular o sistema antioxidante do sémen.

A motilidade do esperma foi diminuída pelo tempo de armazenamento e permaneceu mais de 50% durante até 30 horas. Em contraste, a taxa de declínio da percentagem de motilidade foi maior em amostras de sémen sem cloridrato de cisteína. Foi relatado que a qualidade do sémen refrigerado diminuiu com o tempo e permaneceu adequada para utilização até 30 horas, a julgar pela motilidade e morfologia (Urata *et al.*, 2001). A melhoria da qualidade do sémen devido à adição de cloridrato de cisteína exógena registada no presente estudo foi previamente relatada no sémen de touro sob a forma de motilidade e membrana acrossómica intacta (Perumal *et al.*, 2011). Além disso, a adição de cloridrato de cisteína exógena estava a melhorar significativamente as percentagens de viabilidade do esperma e membrana plasmática intacta (caudas inchadas) a um nível de 5mM de cloridrato de cisteína (Slaweta *et al.*, 1987).

O cloridrato de cisteína ajuda a manter a integridade do acrossoma normal (Sinha *et al.*, 1996) e estabiliza o plasmalemma dos espermatozóides, aumentando assim a motilidade. Além disso, nas células espermáticas é capaz de reagir com muitas espécies reactivas de oxigénio directamente para proteger as células de mamíferos contra o stress oxidativo, e assim manter a motilidade espermática (Bilodeau *et al.*, 2001). Por conseguinte, como se viu neste estudo, foram investigadas tentativas de melhorar a motilidade e viabilidade das células espermáticas através da incorporação de cloridrato de cisteína no armazenamento líquido (Gupta e Tripathi, 1984) e na forma de sémen congelado (Perumal *et al.*, 2011). Além disso, mantém a integridade do plasma e da membrana mitocondrial e a estrutura do citoesqueleto do flagelo do esperma como efeitos protectores das células (Perumal *et al.*, 2011).

Os níveis enzimáticos do plasma seminal são muito importantes para o metabolismo do esperma, bem como para o funcionamento do esperma (Brooks, 1990). Por conseguinte, foram recomendadas estimativas destas enzimas como marcadores da qualidade do sémen, uma vez que indicam danos no esperma (Pesch *et al.*, 2006). AST e ALT são essenciais para processos metabólicos que fornecem energia para a sobrevivência, motilidade e fertilidade dos espermatozóides e estas actividades de transaminase no sémen são bons indicadores da qualidade do sémen porque medem a estabilidade da membrana do sémen (Corteel, 1980). Assim, o aumento da percentagem de espermatozóides anormais na ejaculação provoca uma alta concentração de enzima transaminase no fluido extracelular devido a danos nas membranas dos espermatozóides e à facilidade de fuga de enzimas dos espermatozóides (Gundogan, 2006). Além disso, o aumento das actividades AST e ALT do plasma seminal e do sémen durante o armazenamento pode ser devido à instabilidade estrutural do esperma (Buckland, 1971). No presente estudo, os níveis de AST e ALT foram reduzidos em comparação com o controlo indica que o cloridrato de cisteína manteve a integridade da membrana do acrossoma, plasma, mitocôndria e flagelo do esperma.

Também previne o efluxo de colesterol da membrana do esperma e a produção de MDA em diluentes indica que previne a condensação prematura e a reacção acrossómica como actuando como antioxidante. Juntamente com os fosfolípidos, o colesterol é necessário para a integridade física das células e assegura a fluidez da membrana celular. O colesterol desempenha um papel especial na membrana do esperma porque a sua libertação da membrana do esperma inicia a etapa chave no processo de capacitação e reacção acrossómica que é crucial para a fertilização (Witte e Schafer-Somi, 2007). No presente estudo, o efluxo de colesterol e a produção de MDA foram reduzidos no grupo tratado, em comparação com o grupo de controlo sem tratamento. Assim, as amostras de sémen tratadas com cloridrato de cisteína terão um elevado poder crio-resistente em comparação com o grupo de controlo sem tratamento.

Neste estudo, as melhorias observadas na qualidade do esperma podem ser atribuídas à prevenção da geração excessiva de radicais livres, produzidos pelos próprios espermatozóides, através da sua propriedade antioxidante do cloridrato de cisteína. Concluiu-se que os possíveis efeitos protectores da suplementação com cloridrato de cisteína são a prevenção do efluxo de colesterol da membrana celular e a produção de MDA. Assim, pode proteger os espermatozóides durante a sua conservação e aumentar a fertilidade desta espécie. Futuramente, os estudos de preservação/cryoprotecção dos espermatozóides com diferentes taxas de dosagem são necessários para confirmar os resultados actuais.

Referências

Alvarez, J. G. e Storey, B.T. (1992). *J. Androl.,* **13:** 232.

Bilodeau, J.F., Blanchette, S., Gagnon, C. e Sirard, M.A. (2001). *Theriogenology,* **56:** 275.

Brooks, D.E. (1990). Bioquímica das glândulas acessórias masculinas. In: Lamming, GE (Ed.), Marshall's physiology of reproduction. (*4th edition.*), Edinburgh, Churchill Livingstone. pp. 569.

Buckland, R.B. (1971). *Poult. Sci.,* **50:** 1724.

Buege, J. A. e Aust, S. D. (1978). *Methods Enzymology,* **52**: 302.

Corteel, J.M. (1980). *Reprod. Nutr. Develop.,* **20:** 1111.

Griveau, J.F., Dumont, E., Renard, P., Callegari, J.P. e Le Lannou, D. (1995). *J. Reproduzir. Fertil.,* **103:** 17.

Gundogan, M. (2006). *Turco. J. Vet. Anim. Sci.,* **30:** 95.

Gupta, H.P. e Tripathi, S.S. (1984). *Indiano J. Anim. Sci.,* **54:** 494.

Maxwell, W.M.C. e Watson, P.F. (1996). *Animais. Reprod. Sci.,.* **42:** 55.

Perumal, P., Selvaraju, S., Selvakumar, S., Barik, A. K., Mohanty, D. N., Das, S., Das, R. K. e Mishra, P. C. (2011). *Reprod. Dom. Anim.,* **46**(4): 636.

Pesch, S., Bergmann, M. e Bostedt, H. (2006). *Theriogenology*, **66:** 307.

Sinha, M.P., Sinha, A.K., Sinha, B. K. e Prasad, P.I. (1996). *Theriogenology,* **41:** 237.

Slaweta, R. e Laskowska, T. (1987). *Animais. Reprod. Sci.,* **13:** 249.

Suleiman, S.A., Ali, M.E., Zaki, M.S., Malik, E.M.E.A. e Nast, M.A. (1996). *J. Androl.,* **17**(5): 530.

Urata, K., Narahara, H., Tanaka, Y., Gashiru, T., Takayama, E. e Miyakaw, I. (2001). *Fertil. Steril.,* **76:** 163.

Uysal, O. e Bucak, M.N. (2007). *Acta Vet. Brno.*, **76**: 383.

Witte, T. S. e Schafer-Somi, S. (2007). *Animais. Reprod. Sci.,* **102:** 181-93.

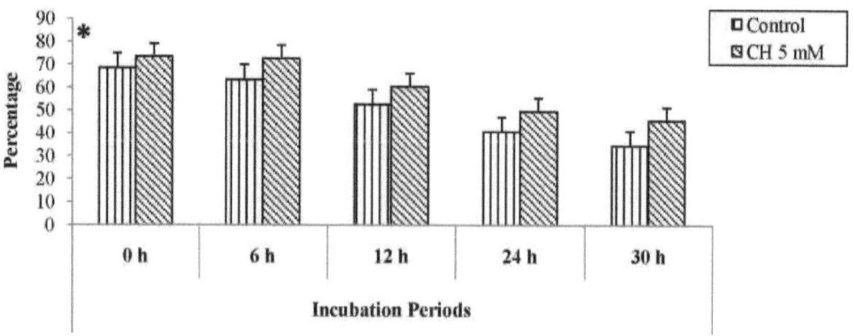

Fig 1. Efeito da suplementação de diluentes com cloridrato de cisteína (CH) na motilidade dos espermatozóides do sémen de mithun (* indica p< 0,05)

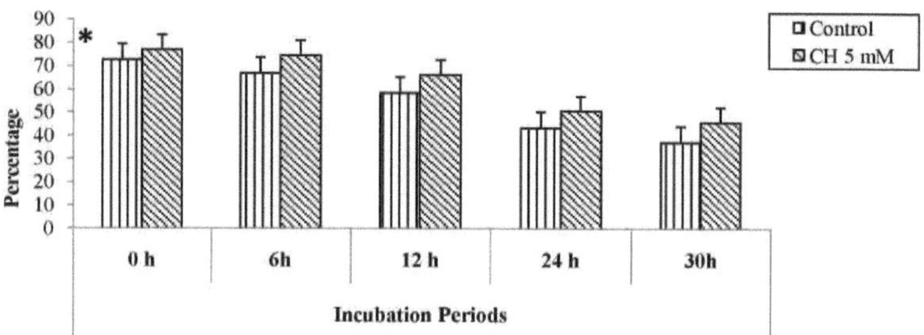

Fig. 2. Efeito da suplementação com cloridrato de cisteína (CH) sobre a viabilidade dos espermatozóides do sémen de mithun (* indica p< 0,05)

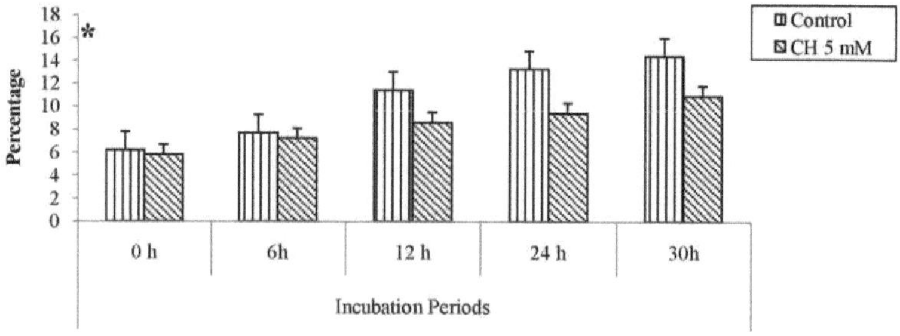

Fig 3. Efeito da suplementação de diluentes com cloridrato de cisteína (CH) na anormalidade total do esperma de espermatozóides do sémen de mithun (* indica p< 0,05)

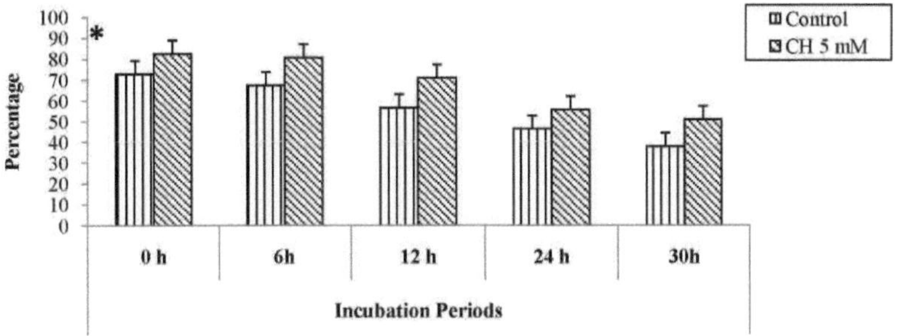

Fig 4. Efeito da suplementação com cloridrato de cisteína (CH) sobre a integridade acrossómica dos espermatozóides do sémen de mithun (* indica p< 0,05)

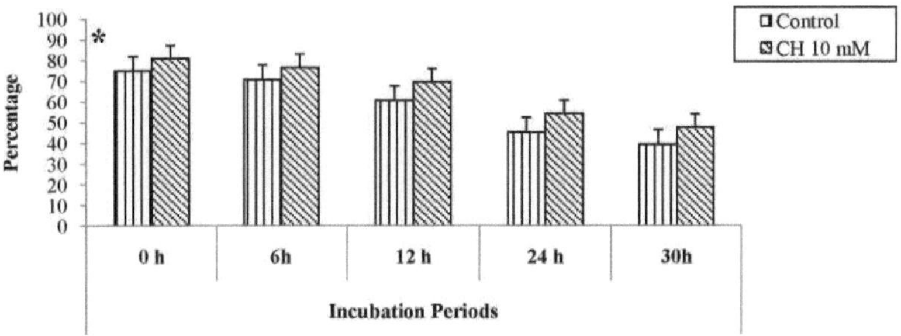

Fig 5. Efeito da suplementação de diluentes com cloridrato de cisteína (CH) na integridade da membrana plasmática (HOST) de espermatozóides de sémen de mithun (* indica p< 0,05)

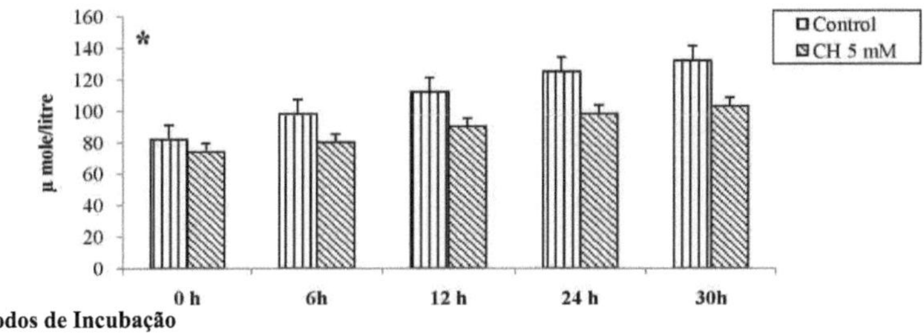

Fig 6. Efeito da suplementação de diluentes com cloridrato de cisteína (CH) na actividade de amino transaminase de aspartato (AST) do sémen de mithun (* indica p< 0,05)

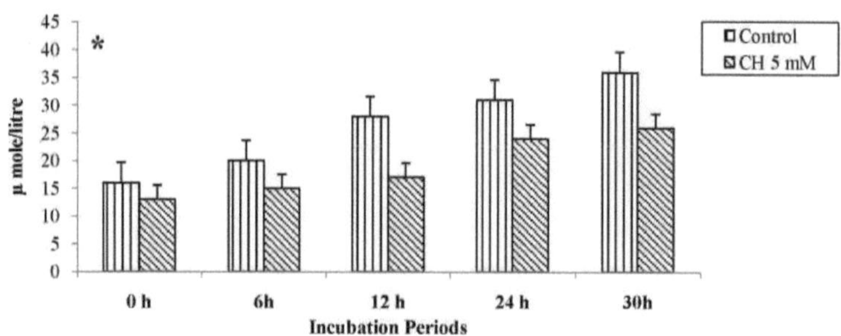

Fig. 7. Efeito da suplementação com cloridrato de cisteína (CH) alanina amino transaminase (ALT) de sémen de mithun (* indica p< 0,05)

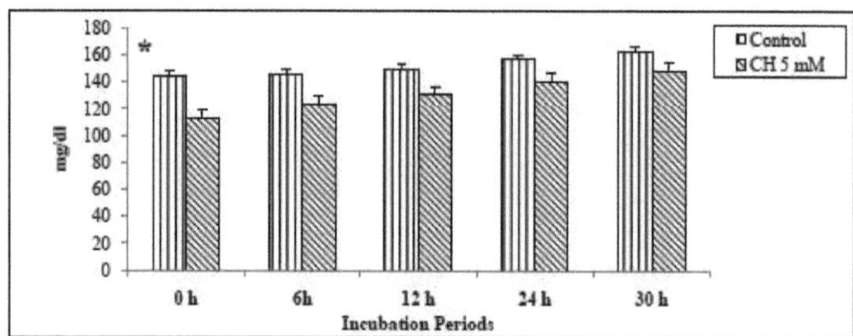

Fig 8. Efeito da suplementação de diluentes com cloridrato de cisteína (CH) na concentração de colesterol do plasma seminal de sémen de mithun (* indica p< 0,05)

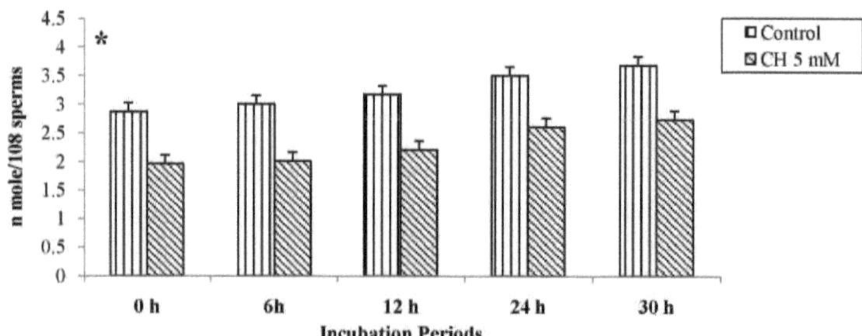

Fig 9. Efeito da suplementação de diluentes com cloridrato de cisteína (CH) na produção de MDA de espermatozóides de sémen de mithun (* indica p< 0,05)

84

Capítulo 6

Cloridrato de cisteína sobre criopreservação do sémen de mithun

P. Perumal

ICAR-National Research Centre on Mithun, Medziphema, Nagaland, Índia

ABSTRACT

Mithun é uma espécie bovina doméstica única das regiões montanhosas do nordeste da Índia. O presente estudo foi concebido para avaliar o efeito do cloridrato de cisteína (CHCl) nos parâmetros de qualidade do sémen após o descongelamento (SQPs), velocidade do esperma e perfis cinéticos, perfis de stress antioxidante e oxidativo e efluxo de colesterol do esperma em mithun. Foi seleccionado um total de 25 ejaculados com base em parâmetros biofísicos para a presente experiência. Cada amostra foi dividida em quatro alíquotas iguais após diluição com o extensor de Tris-citrato glicerol (TCG), como o Grupo I: controlo, os Grupos II, III e IV continham 5 mM, 10 mM e 15 mM de CHCl, respectivamente. As amostras criopreservadas e descongeladas foram analisadas quanto aos seus parâmetros de motilidade (progressiva para a frente e no teste de penetração do muco cervical bovino [BCMPT]), parâmetros cinéticos e de velocidade pelo analisador de esperma assistido por computador (CASA), viabilidade, anomalias de esperma e nucleares, integridade do acrossoma, membrana plasmática e integrities nucleares, e perfis enzimáticos e bioquímicos do esperma (colesterol do esperma e stress antioxidante e oxidativo). O estudo revelou um aumento significativo (p <0,05) na viabilidade, normalidade espermática e nuclear, integridade do acrossoma, motilidade (progressiva e no muco cervical), teor de colesterol espermático e redução de fugas de enzimas intracelulares no Grupo III. Além disso, a integridade do acrossoma e as membranas bioquímicas foram significativamente protegidas (p < 0,05), além de uma melhoria significativa (p < 0,05) nos perfis cinético e de velocidade no extensor contendo 10 mM CHCl. A análise de correlação revelou que os parâmetros cinéticos do esperma, SQPs e parâmetros antioxidantes tiveram correlação positiva significativa (p < 0,05) entre si, enquanto que estes perfis tiveram correlação negativa significativa (p < 0,05) com anomalias morfológicas do esperma, fugas de enzimas intracelulares e peróxido lipídico no esperma tratado com CHCl. Estes resultados indicam claramente que no entanto a criopreservação dos espermatozóides do mithun em TCG era comparável com outras espécies, a inclusão de 10 mM CHCl tem uma clara vantagem sobre o controlo ou 5 mM ou 15 mM CHCl. Pode concluir-se do presente estudo que a suplementação de CHCl no extensor de sémen pode ser eficazmente utilizada para reduzir o stress oxidativo e melhorar os perfis antioxidantes com efeitos benéficos em cascata nos parâmetros de qualidade do sémen criopreservado no touro de mithun.

1. Introdução

Mithun é uma espécie bovina doméstica magnífica única na região nordeste de Hilly (NEH), na Índia. Vários relatórios revelaram que o mithun é afectado por uma depressão consanguínea intensiva devido à falta de touros reprodutores adequados e de gestão da reprodução (Dhali et al., 2008). Os mituns são criados em sistema extensivo de criação ao ar livre, sendo o serviço natural a prática preferida de reprodução com várias limitações; por conseguinte, a perda de desempenho produtivo bem como reprodutivo e estas limitações poderiam ser facilmente ultrapassadas através da implementação de programas de reprodução artificial. Foi realizada investigação preliminar sobre o efeito GSH nos perfis básicos de qualidade do sémen em conservação líquida que 10 mM CHCl é adequado para a conservação do sémen líquido de mithun (Perumal et al., 2014). A inseminação artificial contribui significativamente para o melhoramento genético; na qual uma única ejaculação de um macho é utilizada para impregnar muitas fêmeas. Várias fases do processo de congelação induzem stress físico, osmótico e químico na membrana do esperma associado a um stress oxidativo induzido por radicais livres (Chatterjee et al., 2001). Todos estes efeitos deletérios causam perda de motilidade, viabilidade, integridade do acrossoma, membrana plasmática e integridade nuclear, grande número de espermatozóides incapazes de fertilizar o óvulo e, por fim, infertilidade ou esterilidade (Bernardini et al., 2011, Medeiros et al., 2002, Tekin et al., 2006). O elevado teor de ácidos gordos insaturados nas membranas dos espermatozóides e a falta de um componente citoplasmático significativo que contenha antioxidantes, faz com que a espermatazoa seja altamente e facilmente susceptível à peroxidação lipídica devido à presença de radicais livres de oxigénio e H2O2 (Sinha et al., 1996). Assim, os investigadores concentraram-se na preparação de extensores através da inclusão de compostos estabilizadores de membrana, aditivos, antioxidantes, crioprotectores e agentes anti-apoptóticos para melhorar a capacidade criogénica ou a resistência criogénica dos espermatozóides. Os efeitos de ROS nos espermatozóides são perda irreparável de motilidade, desintegração do DNA do esperma e redução da capacidade fertilizante (Perumal et al., 2011). Portanto, a suplementação/inclusão/adição de antioxidantes exógenos no extensor de sémen (Shoae e Zamiri 2008, Perumal et al., 2013) ou a alimentação com antioxidantes naturais/sintéticos (Jayaganthan et al., 2013) ou óleo de linhaça (Perumal et al, 2019) ou a implantação lenta de antioxidantes (Perumal et al., 2018) pode reduzir o efeito deletério do stress oxidativo bem como do cryo durante o processo de criopreservação do sémen (Perumal et al., 2011). Nos últimos anos, foram também realizados estudos sobre extensores de sémen bovino incluindo aditivos/antioxidantes como o glutatião (Perumal et al., 2013), taurina (Perumal et al., 2013), catalase (Perumal et al., 2013), superóxido dismutase (Perumal 2014), trehalose (Perumal et al., 2015), melatonina (Perumal et al., 2015) e assim por diante para melhorar os SQPs e a fertilidade *in-vivo* ou *in vitro*.

A adição de aditivos tais como CHCl ao esperma de touro cruzado (Perumal et al., 2011a; Perumal et al., 2011b), sémen de carneiro (Bucak et al., 2008), garanhão (Khlifaouia et al., 2005) e cabra (Kundu et al., 2001) demonstrou proteger o esperma contra os efeitos deletérios ou prejudiciais do ROS e melhorar a motilidade do esperma e a integridade da membrana durante o armazenamento do esperma. A cisteína é um aminoácido de baixo peso molecular contendo tióis; é um precursor da biossíntese intracelular de glutatião, e aumenta o nível de GSH, que neutraliza e previne a formação de radicais livres e mantém a integridade da membrana e aumenta a eficiência do movimento flagelar eficientemente em meio fluido (Perumal et al., 2011a). Não existe informação disponível sobre o efeito do CHCl na criopreservação extensora de sémen à base de Tris na fertilidade dos touros de mithun. Por conseguinte, foi feita a hipótese de que a aplicação de CHCl no extensor de sémen poderia ser mais benéfica nos parâmetros funcionais do esperma *in-vitro* em mithun. Com isto, o objectivo do presente estudo era avaliar o efeito de diferentes concentrações de CHCl em diluentes de sémen sobre SQPs, perfis cinéticos e de velocidade, perfis de stress oxidativo e fugas de enzimas intracelulares do esperma criopreservado de mithun.

2. Materiais e métodos

2.1. Localização do estudo

O estudo proposto foi realizado na quinta de criação de mithun, ICAR-National Research Centre on Mithun, Medziphema, Nagaland, Índia. Está localizado entre 25°54'30' de latitude norte e 93°44'15' de longitude leste e a uma altitude de 250300 m acima do nível médio do mar. O índice de humidade da temperatura (THI) varia entre $54,41 \pm 1,09$ no Inverno (Novembro a Janeiro), $63,51 \pm 1,85$ na Primavera (Fevereiro a Abril), $74,00 \pm 1,77$ no Outono e $76,06 \pm 1,74$ no Verão (Maio a Julho).

2.2. Animais experimentais

Foram seleccionados dez touros de mithun de 4-6 anos de idade aparentemente saudáveis (pontuação de condição corporal 5-6 de 10, classificados como bons). O peso corporal médio dos touros era de 510 kg (495-520 kg). Os animais experimentais foram mantidos em condições uniformes de alimentação (horário da quinta), iluminação, alojamento e outras condições de maneio. Foram oferecidos aos animais experimentais água potável *ad libitum*, 30 kg de forragens mistas da selva (18,40% e 10,20% de matéria seca e proteína bruta, respectivamente) e 4 kg de concentrados (87,10% e 14,50% de matéria seca e proteína bruta, respectivamente) fortificados com mistura mineral e sal. O alimento concentrado consistiu em milho: 35%, arroz polido: 25%, farelo de trigo: 25%, bolo de óleo de amendoim: 12%, sal: 0,80%, mistura mineral: 2% e mistura de vitaminas: 0.2%.

2.3. Preparação do extensor

O extensor utilizado neste estudo continha Tris (hidroximetil) aminometano: 3,028 g, ácido cítrico: 1,675 g; frutose: 1.250 g; glicerol (7%): 7 mL; sulfato de estreptomicina (u/mL): 1000; penicilina G sódio (lU/mL): 1000; e diferentes concentrações de taurina (25 mM ou 50 mM ou 100 mM, no Grupo II ou III ou IV, respectivamente) para 100 mL de água deionizada. O extensor para o controlo (Grupo I) não continha taurina. O pH final do extensor utilizado nos três grupos foi ajustado para 6,8-7,0 utilizando 0,1 N NaOH ou HCL diluído.

2.4. Recolha e tratamento de sémen

O sémen foi colhido não mais de duas vezes por semana de qualquer animal através do método de massagem trans-retal. Em resumo, as glândulas vesiculares foram massajadas centralmente e para trás durante 5 min, seguidas da ordenha suave das ampolas, uma a uma, durante 3-5 min, que resultou em erecção e ejaculação. Após descartar as secreções transparentes iniciais, foram recolhidas gotas de sémen puras num tubo de ensaio graduado com a ajuda de um funil. Foram seleccionadas para a experiência amostras de sémen com actividade de massa de 3+ ou superior. Em cada dia de colheita, foram obtidos um mínimo de dois bons ejaculados por touro. Imediatamente após a colheita, os ejaculados foram mantidos num banho de água a 37°C e avaliados quanto ao volume, cor, consistência, pH, concentração e actividade de massa. Após descartar os ejaculados com grande variação no pH (ou seja <6,7 e >7,2), cor ou volume demasiado baixo (< 0,5 mL), os restantes foram avaliados microscopicamente. Estes ejaculados foram avaliados e aceites para avaliação se os seguintes critérios fossem satisfeitos: concentração: > 500 milhões/mL, actividade de massa >3+, motilidade individual: >70% e anomalias morfológicas totais <10% ou abaixo foram processados mais tarde. Seguindo o protocolo de rastreio acima referido, foram seleccionados 50 ejaculados. Após as avaliações preliminares, dois ejaculados consecutivos de um mesmo touro foram agrupados (doravante denominados "amostra", n = 25) e submetidos à dupla diluição inicial com extensor de Tris-citrato glicerol (TCG) pré-aquecido (37°C). Assim, das colecções iniciais, 50 ejaculados seleccionados foram reunidos para fazer 25 amostras para a experiência. As amostras parcialmente diluídas foram levadas para o laboratório num frasco isolado contendo água quente (37°C) para processamento posterior. As amostras com motilidade individual >70% ou superior foram processadas mais tarde.

Cada amostra foi dividida em quatro alíquotas e diluída (para obter uma concentração final de 60 milhões de espermatozóides por mL) com o extensor TCG contendo 0 mM ou 5 mM ou 10 mM ou 15 mM CHCl (Grupo I, II, III ou IV, respectivamente). As amostras de sémen diluídas de cada grupo foram arrefecidas simultaneamente de 37°C a 5°C a uma taxa de 0,2 - 0,3°C por minuto num armário frio (IMV, L'Aigle, França) e mantidas a 5°C durante 2 h. As palhetas de policloreto de vinilo (PVC) (0,5 mL) (IMV, L'Aigle, França) foram enchidas e mantidas num armário frio a 5°C durante 2,5 h. Subsequentemente, estas palhetas foram limpas, secas e espalhadas sobre a grelha de congelação. A grelha contendo palhinhas foi mantida num congelador biológico programável para congelação (temperatura final mantida a -124°C, 12 min) seguida de mergulhar as palhinhas no azoto líquido (-196°C) e foi aí armazenada.

2.5. Avaliação do sémen pós descongelamento

No momento da avaliação, as palhetas de sémen armazenadas foram retiradas dos cryocans e descongeladas em água a 37°C durante 30 s. Os parâmetros de qualidade do sémen (SQPs), nomeadamente a motilidade do esperma após o descongelamento (Salisbury et al., 1985), os parâmetros cinéticos, de velocidade e de motilidade pelo analisador de esperma assistido por computador (CASA; Hamilton Thorne Sperm Analyser, HTM- IVOS, versão IVOS 11, Hamilton Thorne Research, EUA; Perumal et al, 2014), viabilidade e anomalia total do esperma por coloração eosina-nigrosina (Lasley e Bogart 1944), integridade acrossómica por coloração Giemsa (Watson 1975), integridade da membrana plasmática por teste de inchaço hipoosmótico (Jeyendran et al., 1984), integridade nuclear pela técnica de coloração Feulgen (Barth e Oko 1989) e distância de vanguarda percorrida pelo esperma no teste de penetração do muco cervical bovino (Prasad et al., 1999) foram determinadas.

2.6. Ensaios bioquímicos

Uma alíquota de sémen de cada amostra foi centrifugada a 800 x g durante 10 minutos; o plasma seminal foi sifonado e as pastilhas de esperma foram separadas e lavadas por ressuspensão em PBS e centrifugação (três vezes). O plasma seminal foi confirmado livre de espermatozóides ao colocar uma gota sob uma ampliação de alta potência de um microscópio. Após a centrifugação final, foi adicionado 1 mL de água desionizada aos espermatozóides. O plasma seminal e as pastilhas de esperma foram congelados de imediato e armazenados em crioviais esterilizados em congelador profundo a -80°C até nova análise. No momento da estimativa, a concentração de espermatozóides foi determinada e depois re-diluída para conter 100 x 10^6 células/mL. Foram estimados perfis bioquímicos tais como AST, ALT, LDH, SOD, CAT, GSH e TAC em plasma seminal de amostra de espermatozóides congelados e MDA e colesterol em granulado de esperma congelado descongelado.

2.6.1. Vazamento de enzimas intracelulares

As actividades das enzimas intracelulares como a aspartato aminotransferase (AST) e a alanina aminotransferase (ALT) foram estimadas no plasma seminal de acordo com o método descrito por Reitman e Frankel (1957) e a sua actividade foi expressa em iimol/dL. Do mesmo modo, a actividade da actividade da lactato desidrogenase (LDH) no plasma seminal foi determinada de acordo com o método descrito por Wotten (1964) e a sua actividade foi expressa em IU/dL.

2.6.2. Perfis de stress antioxidante e oxidativo

Capacidade antioxidante total (TAC, K274; Bio Vision, CA, EUA; mmol/mL) e superóxido dismutase (SOD; U/mL), glutationa (GSH; ^mol/mL) e catalase (CAT; nmol/min/mL) foram estimados usando kits ELISA disponíveis comercialmente (706002, 703002 e 707002, Cayman Chemical Co., EUA, respectivamente) em densidade óptica (X 570, 440-460, 405-424 e 540 nm, respectivamente). Estes antioxidantes foram estimados com a utilização de espectrofotómetro de microplacas (Thermo Scientific Multiskan GO Microplate Spectrophotometer, USA). O nível de peroxidação lipídica dos espermatozóides foi medido através da determinação da produção de malondialdeído (MDA) a 535 nm, utilizando ácido tiobarbitúrico (TBA)-ácido tricloroacético (TCA), segundo o método de Buege e Aust (1978), modificado por Suleiman et al. (1996).

2.7. Teor de colesterol de esperma

O teor de colesterol (CHO) nos espermatozóides foi estimado de acordo com o método de Bligh e Dyer (1959) com algumas modificações. Cem milhões de espermatozóides lavados foram tomados numa ampola de 10 mL. O granulado de esperma foi extraído com 20 volumes de clorofórmio: solução de metanol (1:1 v/v) e vortexado durante 20 s. Posteriormente, foi centrifugado a 800 x g durante 5 min. Os espermatozóides foram evaporados até à secura sob gás nitrogénio líquido e mantidos a -20°C. No momento da estimativa, 0,5 mL de clorofórmio foi adicionado a cada frasco, o colesterol foi estimado pelo kit de ensaio de colesterol (Span Diagnostics Ltd., Índia) e os resultados foram expressos como ,colesterol ug/10^8 espermatozóides.

2.8. Análise estatística

A análise de variância (ANOVA) foi realizada utilizando um modelo de revestimento generalizado (Statistical Analysis System for Windows, SAS Versão 9.3; SAS Institute, Inc., Cary, NC, 2001). As figuras apresentam os dados não transformados. Os meios foram analisados através de uma análise de variância (ANOVA), seguida do teste post-hoc de Tukey para determinar diferenças significativas entre os tratamentos e grupos de controlo sobre estes parâmetros de esperma utilizando o programa informático SAS /PC. As diferenças com valores de $p<0,05$ foram consideradas estatisticamente significativas após transformação arcsine dos dados percentuais. Associações entre diferentes SQPs, parâmetros CASA, perfis bioquímicos e parâmetros de stress antioxidante e oxidativo foram analisadas para significância estatística utilizando o coeficiente de correlação de Pearson utilizando o software SAS 9.3.1. Se o valor r for superior a 0,50, a correlação é considerada como grande, 0,50-0,30 é considerada como moderada, 0,30-0,10 é considerada como pequena.

3. Resultado

As amostras de sémen Mithun (n = 50) são maioritariamente de cor branco-creme a creme espesso com um volume médio de sémen de $2,35 \pm 0,12$ mL com uma concentração média de esperma de $865,14 \pm 8,94$ milhões por mL. A análise estatística revelou um aumento significativo ($p < 0,05$) nos parâmetros de qualidade em ejaculados diluídos com 10 mM de GSH. As enzimas intracelulares revelaram uma redução significativa ($p < 0,05$) e foram encontrados AST, ALT e LDH como reduzidos em 10 mM GSH em comparação com os de outros grupos de tratamento e controlo. Os perfis de colesterol espermático e antioxidantes plasmáticos seminais mostraram uma melhoria significativa ($p < 0,05$) com redução simultânea do conteúdo de peróxido lipídico (MDA) de espermatozóides. Parâmetros experimentais tais como SQPs e perfis antioxidantes foram mostrados incremento e fuga de enzimas intracelulares, anormalidades morfológicas do esperma e MDA foram mostrados diminuição significativa ($p<0,05$) nos 10 mM CHCl do que nos grupos de controlo de 5 ou 15 mM CHCl tratados e não tratados.

3.1. Parâmetros de qualidade do sémen

A espermatazoa tratada com CHCl 10 mM tem uma motilidade pós descongelamento significativamente maior do que as que estão controladas (8,59%), CHCl 5 mM (3,67%) e CHCl 15 mM (4,45%). Do mesmo modo, a viabilidade foi significativamente mais elevada em 10 mM CHCl do que os que estão sob controlo (11,24%), 5 mM (3,12%) e 15 mM (3,86%). A integridade acrossómica da espermatazoa foi significativamente mais elevada em 10 mM em comparação com os que estavam sob controlo (7,17%), 5 mM (4,98%) e 15 mM (5,22%); enquanto que a anomalia morfológica total do esperma foi significativamente reduzida ($p < 0,05$) em 10 mM CHCl tratados do que os que estavam sob controlo (10,48%), 5 mM (4,23%) e 15 mM (4,68%). A integridade da membrana plasmática foi significativamente ($p < 0,05$) afectada com o tratamento com CHCl que 10 mM de esperma tratado mostrou uma maior integridade da membrana do que os que estão em controlo sem tratamento

(11,27%) e outros grupos de tratamento (5 mM: 4,66% e 15 mM: 6,12%). A integridade nuclear também estava a seguir a mesma tendência que o HOST (10 mM > 5 ou 15 mM ou controlo: 4,14, 3,26 ou 6,64%, respectivamente). A distância de vanguarda percorrida pelo esperma na CMPT é significativamente maior em 10 mM do que em 5 mM (5,89%) ou 15 mM (4,23%) ou grupos de controlo (7,45%) (Figura 1).

3.2. Parâmetros de velocidade e motricidade pela CASA

A mobilidade progressiva (FPM) do esperma foi significativamente ($p < 0,05$) mais elevada em 10 mM do que a de outros grupos (5 mM: 4,72%, 15 mM: 6,87% e controlo: 14,54%). Do mesmo modo, a motilidade total (TM) foi significativamente ($p < 0,05$) mais elevada em 10 mM do que a de outros grupos tratados com CHCl (4,67 a 5,45%) e de controlo sem tratamento (11,43%). Por outro lado, a motilidade estática (SM) foi significativamente ($p < 0,05$) reduzida no CHCl tratado do que nos grupos de controlo (20,87% vs 25,73%). Perfis de velocidade (motilidade curvilínea: VCL, velocidade em linha recta: VSL e velocidade média da trajectória: VAP) foram significativamente ($p < 0.05$) mais elevadas em CHCl 10 mM do que as dos grupos de controlo de 5 mM (1.42.6%) ou 15 mM (4.7-7.9%) ou controlo sem tratamento (2.5-8.7%). CHCl 10 mM tem significativamente ($p < 0,05$) maior amplitude de deslocamento lateral da cabeça (ALH) do que os grupos de controlo (14,86%), 5 mM (8,34%) e 15 mM (2,87%) e tendência semelhante para frequência cruzada de batimento (BCF) (12,67, 5,96 e 12,54%). A rectidão (STR) foi 2,36 a 3,89% mais elevada em 10 mM tratados do que outros grupos de CHCl tratados ou de controlo (Figura 2).

3.3. Vazamento de enzimas intracelulares

A fuga de enzima intracelular como a AST foi significativamente ($p < 0,05$) reduzida em grupos de 10 mM tratados do que em grupos de controlo sem tratamento (11,76%) ou CHCl tratados (5 mM; 3,52% ou 15 mM; 3,73%). Observação semelhante foi observada em fugas ALT (15,45, 4,34 ou 2,46%, respectivamente). Da mesma forma, outra enzima LDH também revelou que a fuga foi significativamente ($p < 0,05$) reduzida em 10 mM do que nos grupos de 5 mM (3,05%) ou 15 mM (4,97%) ou controlo (5,65%) (Figura 3).

3.4. Enzimas antioxidantes

Os perfis antioxidantes como TAC, GSH, SOD e CAT eram mais elevados e o perfil de stress oxidativo como MDA era significativamente mais baixo ($p < 0,05$) em 10 mM do que os de 50 mM ou 15 mM ou grupos de controlo sem tratamento. CHCl 10 mM tinha perfis antioxidantes significativamente ($p < 0,05$) mais altos e MDA mais baixo do que nos grupos de controlo (11,43-18,89% e 17,74%) ou 5 mM (8,28-16,76% e 5,42%) ou 15 mM (7,98-13,37% e 6,46%) em touros de mithun (Figura 4).

3.5. Colesterol de esperma

O colesterol era significativamente mais alto em 10 mM do que em 5 mM ou 15 mM ou grupos de controlo sem tratamento. CHCl 10 mM tinha significativamente (p<0,05) colesterol de esperma mais alto do que nos grupos de controlo (11,12%) ou 5 mM (12,37%) ou 15 mM (11,63%) em touros de mithun (Figura 4).

3.6. Estudo de correlação

A análise de correlação revelou que os SQPs tais como motilidade progressiva para a frente, habitabilidade, integridade acrossómica, integridade da membrana plasmática, teste de penetração do muco cervical & integridade nuclear, parâmetros CASA tais como FPM, TM, VCL, VSL, VAP, LIN, STR, ALH & BCF, parâmetros antioxidantes tais como GSH, SOD, CAT & TAC e perfil bioquímico tal como o colesterol do esperma tinham significantes (p < 0.05) correlação positiva entre si enquanto que estes perfis tinham correlação negativa significativa (p < 0,05) com TSA, SM, AST, ALT, LDH e MDA no esperma tratado com trealose (Figura 5).

4. Discussão

A análise do presente estudo revelou que a inclusão de CHCl no extensor de sémen melhorou os SQPs, o nível de antioxidantes e o colesterol total dos espermatozóides, enquanto reduziu a fuga de enzimas intracelulares, a formação de radicais livres e as anomalias morfológicas dos espermatozóides no mithun. Assim, protege eficazmente as estruturas e funções dos espermatozóides. Além disso, o esperma tratado com CHCl pode melhorar a qualidade do sémen ao preservar eficientemente durante o procedimento de inseminação artificial. A análise da literatura disponível não revelou qualquer informação sobre a inclusão de CHCl em SQPs *in-vitro*, perfis de stress antioxidante e oxidativo e perfis bioquímicos na criopreservação do sémen de mithun e, segundo o nosso conhecimento, este é o primeiro relatório sobre o efeito do CHCl no sémen criopreservado em mithun. Embora vários autores tenham relatado que o CHCl tem efeitos benéficos significativos em SQPs e perfis de stress antioxidante e oxidativo e perfis bioquímicos em diferentes espécies como o esperma de touro cruzado (Perumal et al., 2011a; Perumal et al., 2011b), sémen de carneiro (Bucak et al., 2008), garanhão (Khlifaouia et al., 2005) e cabra (Kundu et al., 2001), faltavam estudos semelhantes em mithun. No presente estudo, a suplementação de CHCl sobre estes parâmetros revelou diferenças significativas entre os grupos de tratamento. Os efeitos benéficos do CHCl na conservação do sémen devem-se ao facto de ser um antioxidante muito potente (Perumal *et al.* 2011a, Perumal *et al.* 2011b).

Devido à membrana do esperma dos mamíferos ter ácidos gordos polinsaturados (PUFA) elevados, torna o esperma muito susceptível à LPO, que ocorre como resultado da oxidação dos lípidos da membrana por moléculas de oxigénio parcialmente reduzidas, tais como superóxido, peróxido de hidrogénio e radicais hidroxilos (Dandekar et al., 2002, Asadpour et al., 2012). A peroxidação lipídica da membrana do esperma conduz, em última análise, ao comprometimento da função espermática devido aos ataques de ROS, à alteração da motilidade espermática e da integridade da membrana e aos danos no DNA espermático e na fertilidade através do stress oxidativo e da produção de aldeídos citotóxicos (Griveau et al., 1995). Além disso, o sistema antioxidante do plasma seminal e espermatozóides está comprometido durante o processamento e criopreservação do sémen (Alvarez e Storey 1992). Os níveis de antioxidante diminuíram durante o processo de preservação por diluição do sémen com extensor e geração excessiva de moléculas ROS (Andrabi 2009, Kumar et al., 2011). Os sistemas antioxidantes naturais e sintéticos têm sido descritos como um mecanismo de funcionamento de defesa contra a peroxidação lipídica (LPO) no sémen (Shoae e Zamiri 2008). Portanto, a inclusão de antioxidantes exógenos com antioxidantes naturais poderia reduzir o impacto do stress oxidativo durante o processo de armazenamento do sémen criopreservado e assim melhorar a qualidade do sémen refrigerado bem como criopreservado (Dandekar et al., 2002, Asadpour et al., 2012).

A análise de vários parâmetros seminais revelou que os parâmetros de qualidade do sémen, parâmetros cinéticos e de velocidade do esperma, perfis antioxidantes e oxidantes e perfis bioquímicos são significativamente diferentes entre os grupos de tratamento e controlo. A cisteína é um aminoácido de baixo peso molecular contendo tióis; é um precursor da biossíntese intracelular de glutatião, e aumenta o nível de GSH, que neutraliza e impede a formação de radicais livres e mantém a integridade da membrana e aumenta a eficiência do movimento flagelar eficientemente em meio fluido (Perumal *et al.,* 2011).

A melhoria da qualidade do sémen devido à adição de cloridrato de cisteína exógena registada no presente estudo foi anteriormente relatada no sémen de touro sob a forma de motilidade e membrana acrossómica intacta (Perumal *et al.,* 2011). Além disso, a adição de cloridrato de cisteína exógena estava a melhorar significativamente as percentagens de viabilidade do esperma e membrana plasmática intacta (caudas inchadas) a um nível de 5 mM de cloridrato de cisteína (Slaweta *et al.,* 1987). O cloridrato de cisteína ajuda a manter a integridade do acrossoma normal (Sinha *et al.,* 1996) e estabiliza o plasmalemma dos espermatozóides, aumentando assim a motilidade. Além disso, nas células espermáticas é capaz de reagir com muitas espécies reactivas de oxigénio directamente para proteger as células de mamíferos contra o stress oxidativo, e assim manter a motilidade espermática (Bilodeau *et al.,* 2001). Por conseguinte, como se viu neste estudo, foram investigadas tentativas de melhorar a motilidade e viabilidade das células espermáticas através da incorporação de cloridrato de cisteína no armazenamento líquido (Gupta e Tripathi, 1984) e na forma de sémen congelado (Perumal *et al.*, 2011). Além disso, mantém a integridade do plasma e da membrana mitocondrial e a estrutura do citoesqueleto do flagelo do esperma como efeitos protectores das células (Perumal *et al.*, 2011).

Os níveis enzimáticos do plasma seminal são muito importantes para o metabolismo do esperma, bem como para o funcionamento do esperma (Brooks, 1990). Por conseguinte, foram recomendadas estimativas destas enzimas como marcadores da qualidade do sémen, uma vez que indicam danos no esperma (Pesch *et al.*, 2006). AST e ALT são essenciais para processos metabólicos que fornecem energia para a sobrevivência, motilidade e fertilidade dos espermatozóides e estas actividades de transaminase no sémen são bons indicadores da qualidade do sémen porque medem a estabilidade da membrana do sémen (Corteel, 1980). Assim, o aumento da percentagem de espermatozóides anormais na ejaculação provoca uma alta concentração de enzima transaminase no fluido extracelular devido aos danos das membranas dos espermatozóides e à facilidade de fuga de enzimas dos espermatozóides (Gundogan, 2006). Além disso, o aumento das actividades AST e ALT do plasma seminal e do sémen durante o armazenamento pode ser devido à instabilidade estrutural do esperma (Buckland, 1971). No presente estudo, os níveis de AST e ALT foram reduzidos em comparação com o controlo indica que o cloridrato de cisteína manteve a integridade da membrana do acrossoma, plasma, mitocôndria e flagelo do esperma.

Um relatório recente sugeriu que a qualidade do sémen está deteriorada (Aitken et al., 2010) pelo qual os danos no DNA são induzidos no gameta masculino por stress oxidativo e os espermatozóides são particularmente vulneráveis a isto porque geram ROS e são ricos em alvos de ataque oxidativo. Os autores também chamam a atenção para o facto de que, porque os espermatozóides são transcritivamente inactivos e têm pouco citoplasma, são deficientes tanto em antioxidantes como em sistemas de reparação de ADN (Aitken e Fisher 1994). O stress oxidativo pode ser uma causa de infertilidade masculina e contribuir para a fragmentação do ADN nos espermatozóides (Aitken e Fisher 1994). Existem poucos estudos sobre os efeitos da adição de antioxidantes aos extensores durante o arrefecimento e/ou congelação de espermatozóides de mamíferos (Kankofer et al., 2005). No sémen de mithun, os ROS são gerados principalmente por espermatozóides danificados e anormais e por leucócitos contaminantes. As espécies reactivas de oxigénio danificam as células através de alterações nos lípidos, proteínas e ADN. Os espermatozóides são potencialmente susceptíveis a danos peroxidativos causados pelo excesso de ROS devido a elevadas quantidades de ácidos gordos polinsaturados em fosfolípidos de membrana e ao citoplasma esparso. No presente estudo, a adição de CHCl reduziu a fragmentação do ADN especialmente a 10 mM na criopreservação do sémen de mithun. Além disso, mantém a integridade do plasma e da membrana mitocondrial e a estrutura do citosqueletoesqueleto do flagelo dos espermatozóides como efeitos protectores das células. CHCl também protege o nível SOD, CAT e TAC no extensor de sémen, o que ajuda a manter o transporte da membrana (Alvarez e Storey 1992) e a fertilidade dos espermatozóides.

Também previne o efluxo de colesterol da membrana do esperma e a produção de MDA em diluentes indica que previne a condensação prematura e a reacção acrossómica como actuando como antioxidante. Juntamente com os fosfolípidos, o colesterol é necessário para a integridade física das células e assegura a fluidez da membrana celular. O colesterol desempenha um papel especial na membrana do esperma porque a sua libertação da membrana do esperma inicia a etapa chave no processo de capacitação e reacção acrossómica que é crucial para a fertilização (Witte e Schafer-Somi, 2007). No presente estudo, o efluxo de colesterol e a produção de MDA foram reduzidos no grupo tratado, em comparação com o grupo de controlo sem tratamento. Assim, as amostras de sémen tratadas com cloridrato de cisteína terão um elevado poder crio-resistente em comparação com o grupo de controlo sem tratamento.

CHCl previne o efluxo de colesterol da membrana do esperma e a produção de MDA em diluentes, o que indica que previne a condensação prematura e a reacção acrossómica que actua como um antioxidante. Juntamente com os fosfolípidos, o colesterol é necessário para a integridade física das células e assegura a fluidez da membrana celular. O colesterol desempenha um papel especial na membrana do esperma porque a sua libertação da membrana do esperma inicia a etapa chave no processo de capacitação e reacção acrossómica que é crucial para a fertilização (Witte e Schafer-Somi, 2007). Além disso, a adição de colesterol aos diluentes antes do descongelamento aumenta a resistência dos espermatozóides ao stress causado pelos procedimentos de congelação-descongelamento, preservando a motilidade do esperma e o potencial de fertilização (Moore et al., 2005). No presente estudo, o efluxo de colesterol e a produção de MDA foram reduzidos no grupo tratado com CHCl, em comparação com o grupo de controlo sem tratamento. Portanto, as amostras de sémen tratadas com CHCl tinham um elevado poder crio-resistente em comparação com o grupo de controlo sem tratamento. No presente estudo, observou-se que os parâmetros de esperma que receberam a 10 mM de CHCl eram significativamente mais elevados do que os dos outros grupos de tratamento e controlo.

O glutationa é o tiol não protéico mais abundante nas células de mamíferos e está presente principalmente na forma reduzida (GSH) e apenas uma pequena quantidade está na forma oxidada (GSSG). O sistema antioxidante do glutatião consiste em glutatião reduzido (GSH), glutatião oxidado (GSSG), glutatião redutase (GRX), glutatião peroxidase (GPX) e glutatião - s - transferase. O GRX estimula a redução de GSSG para GSH. Isto assegura um fornecimento constante do substrato redutor (NADPH) à GPX. A glicose -6- fosfato desidrogenase (G6PD) é necessária para a conversão de NADP para NADPH, é denominada como ciclo redutor de GSH oxidante no esperma e plasma seminal. No presente estudo, GSH era mais elevado no plasma seminal de CHCl adicionado sémen, uma vez que mantém o sistema antioxidante no armazenamento líquido do sémen de mithun.

Da mesma forma, CAT é um antioxidante, um tetrâmero de quatro polipeptídeos antioxidante de cadeia é encontrado em quase todos os organismos vivos expostos ao oxigénio. É derivado do epidídimo, vesícula seminal e desintoxica tanto intracelular como extracelular de peróxido de hidrogénio, reduzindo H2O2 a H2O e O2, eliminando a potencial toxicidade ROS (Aitken 1995) e pode reduzir a perda de motilidade causada pelos leucócitos gerados por ROS (de Lamirande et al., 1997). A sua utilização elimina tanto o anião superóxido extracelular como intracelular e evita a peroxidação lipídica da membrana plasmática. CAT também previne a hiperactivação prematura e a condensação induzida pelos radicais superóxidos antes de ejacular (de Lamirande e Gagnon 1995). No presente estudo, a concentração de CAT foi maior no sémen tratado com CHCl. Mas normalmente, o plasma seminal é uma fonte potente deste antioxidante, SOD (Kobayashi et al., 1991). Os elevados níveis de material polinsaturado facilmente peroxidável expõem os espermatozóides a um stress oxidativo excessivo e a actividade superóxido dismutase das amostras de esperma é um bom preditor do seu tempo de sobrevivência. O CHCl, quando aplicado numa dose de 10 mM, melhorou a motilidade do esperma durante a conservação, e mostrou propriedades anti-oxidantes, elevando o nível CAT, em associação com GSH e concentração TAC. Além disso, o SOD, um crioprotector permeante actua como antioxidante e causa rearranjo dos lípidos e proteínas da membrana, o que resulta em maior fluidez da membrana, maior desidratação a temperaturas mais baixas e, portanto, maior capacidade de sobrevivência dos espermatozóides durante esta conservação (Holt 2000). Esta poderia ser uma das razões para uma melhor motilidade, viabilidade, membrana plasmática e acrossómica e integridade do ADN dos espermatozóides, diluídos na presença de CHCl no extensor de sémen.

Concluiu-se que os possíveis efeitos protectores da suplementação com CHCl aumentam o teor de enzimas antioxidantes e previnem o efluxo de colesterol e fosfolípidos da membrana celular e da produção de MDA. Assim, os espermatozóides são protegidos durante a criopreservação e aumentam a fertilidade desta espécie. Estudos futuros através da medição do nível da taxa de fertilidade no ensaio de fertilidade *in-vitro* ou *in-vivo* são necessários para confirmar os resultados actuais.

Referências

Aitken J e Fisher H. 1994. Geração de espécies reactivas de oxigénio e espermatozóides humanos: o equilíbrio entre benefício e risco. *Bioensaios*. 16(4): 259-267.

Aitken J. 1995. Mecanismos de prevenção da peroxidação lipídica em espermatozóides humanos. In: Reacção do acrossoma humano. Eds. P. Fenichel e J. Parinaud. pp: 339-353.

Aitken RJ, De Luliis GN, Finnie JM, Hedges A e McLachlan R. 2010. Análise das relações entre stress oxidativo, danos no DNA e vitalidade do esperma numa população de doentes: desenvolvimento de critérios de diagnóstico. *Reprodução humana* 25(10): 2415-2426.

Alvarez JG e Storey BT. 1992. Evidência de aumento dos danos peroxidativos lipídicos e perda da actividade de desmancha de superóxido como modelo de dano crio letal do esperma humano durante a criopreservação. *Journal of Andrology* 13(3): 232-241.

Andrabi SMH. 2009. Factores que afectam a qualidade dos búfalos criopreservados (Bubalus bubalis) espermatozóides de touro. *Reprodução em Animais Domésticos* 44(3): 552-569.

Asadpour R, Jafari R e Tayefi-Nasrabadi H. 2012. O efeito da suplementação antioxidante em extensores de sémen na qualidade do sémen e na peroxidação lipídica dos espermatozóides de touro refrigerados. *Iranian Journal of Veterinary Research* 13(3): 246 - 249.

Barth AD, Oko RJ. Preparação do sémen para exame morfológico. In: Morfologia anormal dos espermatozóides bovinos. Ames, IA: Iowa State University Press; 1989; p. 8-18.

Bernardini A, Hozbor F, Sanchez E, Fornes M, Alberio R, Cesari A. As proteínas plasmáticas seminais de carneiro conservadas ligam-se à membrana do esperma e reparam os danos de criopreservação. Theriogenologia 2011; 76: 436-47.

Bilodeau JF, Blanchette S, Gagnon C e Sirard MA. 2001. As tiols previnem a perda de mobilidade do esperma mediada por H2O2 no sémen de touro criopreservado. *Theriogenology* 56(2): 275-286.

Bligh EG, Dyer WJ. Um método rápido de extracção e purificação lipídica total. Can J Biochem Physiol 1959; 37: 911-7.

Brooks DE. 1990. Bioquímica das glândulas acessórias masculinas. In: A fisiologia da reprodução de Marshall. Ed: G. E. Lamming, 4th edn., Edinburgh, Churchill Livingstone, pp. 569-690.

Buckland RB. 1971. A actividade de seis enzimas do plasma seminal e esperma de galinha. 1. Efeito do armazenamento in vitro e de famílias sib integrais na actividade enzimática e fertilidade. *Ciência das aves de capoeira* 50(6): 1724-1734.

Pesch, S., Bergmann, M. e Bostedt, H. (2006). *Theriogenology*, **66:** 307.

Buege JA, Aust SD. Peroxidação lipídica microssomal. Métodos Enzymol 1978; 52: 302-10.

Chatterjee S, de Lamirande E, Gagnon C. A criopreservação altera o estado sulfídico da membrana dos espermatozóides de touro: protecção por glutatião oxidado. Mol Reprod Dev 2001; 60: 498-506.

Corteel JM. 1980. Effects du plasma seminal sur la survie et la fertilite des spermatozoides conserve in vitro. *Desenvolvimento Nutricional da Reprodução.* 20(4): 1111-1123.

Dandekar P, Nadkarni GD, Kulkarni VS e Punekar S. 2002. Peroxidação lipídica e enzimas antioxidantes na infertilidade masculina. *Journal of Postgraduate Medicine* 48(3): 186-189.

de Lamirande E e Gagnon C. 1995. Impacto das espécies reactivas de oxigénio nos espermatozóides: Um acto de equilíbrio entre os efeitos benéficos e prejudiciais. *Reprodução humana* 10(1): 15-21.

de Lamirande E, Jiang H, Zini A, Kodama H e Gagnon C. 1997. Espécies reactivas de oxigénio e fisiologia do esperma. *Revisões da Reprodução* 2(1): 48-54.

Dhali A, Mech A, Prakash B, Mondal M, Mukherjee A, Mukherjee S, Rajkhowa S, Baruah KK, Das KC. Breeding Management (citado em: mithun: A gifted bioresource of the north eastern hills), ICAR-NRC on Mithun, Nagaland, India. 2008. p. 24-32.

Perumal P, Vupru K e Rajkhowa C. 2014. Efeito da adição de cloridrato de cisteína no armazenamento líquido (5° C) de sémen de mithun (*Bos frontalis*). Jornal Veterinário Indiano. 91(2):76-78.

Griveau JF, Dumont E, Renard P, Callegari JP e Le Lannou D. 1995. Espécies reactivas de oxigénio, peroxidação lipídica e sistemas de defesa enzimática em espermatozóides humanos. *Journal of Reproduction and Fertility* 103(1): 17-26.

Gundogan M. 2006. Alguns parâmetros reprodutivos e constituintes seminais do plasma em relação à estação em Akkaraman e Awassi Rams. *Jornal Turco de Veterinária e Zootecnia.* 30(1): 95-100.

Gupta H P. e Tripathi S S. 1984. Preservação do sémen de touro dinamarquês vermelho com diferentes dilatadores de temperatura ambiente. *Jornal Indiano de Ciência Animal* **54:** 494497.

Holt WV. 2000. Aspectos fundamentais da criobiologia do esperma: a importância das espécies e das diferenças individuais. *Theriogenologia* 53(1): 47-58.

Jayaganthan P, Perumal P, Balamurugan TC, Verma RP, Singh LP, Pattanaik AK, Meena K. Efeitos da suplementação de *Tinospora cordifolia* na qualidade do sémen e no perfil hormonal do carneiro. Anim Reprod Sci 2013; 140(1): 47-53.

Jeyendran RS, Vander Ven HH, Parez-Pelaez M, Crabo BG, Zaneweld LJD. Desenvolvimento de um ensaio para avaliar a integridade funcional da membrana humana e a sua relação com outras características do sémen. J Reprod Fertil 1984; 70: 219-28.

Kankofer M, Kolm G, Aurich J e Aurich C. 2005. Actividade de peroxidase de glutatião, superóxido dismutase e catalase e intensidade de peroxidação lipídica no sémen de garanhão durante a armazenagem a 5°C. *Theriogenologia* 63(5): 1354-1365.

Kobayashi M, Kakizono T e Nagai S. 1991. Produção de astaxantina por uma alga verde, *Haematococcus pluvialis* acompanhada de alterações morfológicas nos meios de produção de acetato. *Journal of Fermentation and Bioengineering* 71(5): 335 - 339.

Kumar R, Jagan Mohanarao G, Arvind R e Atreja SK. 2011. Genotoxicidade induzida por congelamento em espermatozóides de búfalo (Bubalus bubalis) em relação ao estado antioxidante total. *Relatório de Biologia Molecular* 38(3): 1499-1506.

Lasley JF, Bogart R. Um estudo comparativo dos espermatozóides epidídimicos e ejaculados de javali. J Anim Sci 1944; 3: 360-70.

Medeiros A, Gomes G, Carmo M, Papa FO, Alvarenga MA. Criopreservação do esperma do garanhão utilizando diferentes amidos. Theriogenology 2002; 58(2): 273-6.

Moore AI, Squires EL e Graham JK. 2005. A adição de colesterol à membrana plasmática do esperma do garanhão melhora a crio sobrevivência. *Criobiologia* 51(3): 241-249.

Perumal P, Chamuah JK, Nahak AK, Rajkhowa C. Efeito da melatonina no armazenamento líquido (5°C) do sémen com estudo retrospectivo da taxa de parição em diferentes estações do ano em mithun (*Bos frontalis*). Asian Pac J Reprod 2015; 4(1): 1-12.

Perumal P, Chamuah JK, Rajkhowa C. Efeito da catalase no armazenamento líquido (5° C) de sémen mithun (*Bos frontalis*). Asian Pac J Reprod 2013; 2(3): 209-14.

Perumal P, Selvaraju S, Selvakumar S, Barik AK, Mohanty DN, Das RK, Das S, Mishra PC. Efeito da adição pré-congelada de cloridrato de cisteína e glutatião reduzido no sémen de touros cruzados de Jersey sobre os parâmetros do esperma e as taxas de concepção. Reprod Domest Anim 2011; 46(4): 636-41.

Perumal P, Vupru K, Rajkhowa C. Efeito da adição de glutatião reduzido no armazenamento líquido (5°C) de sémen de mithun (*Bos frontalis*). Indian J Anim Sci 2013; 83(10): 1024-8.

Perumal P, Vupru K, Rajkhowa C. Efeito da adição de taurina no armazenamento líquido (5° C) de sémen de mithun (*Bos frontalis*). Vet Med Int 2013; 2013: 1-7; Artigo ID 165348.

Perumal P, Vupru K, Rajkhowa C. Efeito da adição de trehalose no armazenamento líquido (5° C) de sémen de mithun (*Bos frontalis*). Indian J Anim Res 2015; 49(6): 837-46.

Perumal P. Efeito da superóxido dismutase no armazenamento de líquidos (5° C) de sémen de mithun (*Bos frontalis*). J Anim 2014; 2014: 1-9; Artigo ID 821954.

Perumal, P., Selvaraju, S., Barik, A.K., Mohanty, D.N., Das, S. e Mishra, P.C. (2011b). Papel do glutatião reduzido na melhoria dos caracteres seminais congelados pós-descongelação de sémen de touro de Jersey pobre e congelável. *Jornal Indiano de Ciência Animal*. **81**(8): 807-810.

Perumal, P, Srivastava SK, Ghosh SK, Baruah KK. Análise de esperma assistida por computador de sémen congelável e não congelável de mithun (*Bos frontalis).* Journal of Animals 2014; 2014: 1-6; Artigo ID 675031.

Perumal, P., S. Chang, K. Khate, K. Vupru e S. Bag. 2019. A suplementação alimentar do óleo de linhaça modula a produção de sémen e os seus parâmetros de qualidade, congelabilidade, perfis de stress oxidativo, escrotal e testicular biometria e perfis endocrinológicos em mithun. Theriogenologia. 136: 47-59.

Perumal, P., S. Chang, K.K. Baruah e N Srivastava. 2018. Administração de módulos de melatonina exógena de libertação lenta, perfis de stress oxidativo e capacidade de fertilização *in vitro dos* espermatozóides criopreservados mithun. Theriogenologia. 120: 79-90.

Perumal, P., Selvaraju, S., Barik, A.K., Mohanty, D.N., Das, S. e Mishra, P.C. (2011b). Papel do glutatião reduzido na melhoria dos caracteres seminais congelados pós-descongelação de sémen de touro de Jersey pobre e congelável. *Jornal Indiano de Ciência Animal*. **81**(8): 807-810.

Prasad JK, Kumar S, Mohan G, Agarwal SK, Shankar U. Método simples modificado para teste de penetração de muco cervical para avaliação da qualidade do sémen de touro. Indian J Anim Sci 1999; 69: 103 - 5.

Reitman S, Frankel SA. Método colorimétrico para a determinação da transaminase sérica oxaloacética e glutâmica pirúvica. Am J Clin Pathol 1957;

28: 5663.

Salisbury GW, VanDemark NL, Lodge JR. Fisiologia da reprodução e inseminação artificial do gado. 2nd ed. W.H. Freeman and Company; 1985. p. 268-74.

Shoae A.e Zamiri MJ. 2008. Efeito do hidroxitolueno butilado no esperma de touro congelado no extensor do citrato de gema de ovo. *Ciência da Reprodução Animal* 104(2): 414418.

Sinha MP, Sinha AK, Sinka BK, Prasad PI. O efeito do Glutationa na motilidade, fuga de enzimas e fertilidade do sémen congelado de cabra. Theriogenologia 1996; 41: 237-43.

Slaweta R. e Laskowska T. 1987. O efeito do glutatião na motilidade e fertilidade do sémen de touro congelado. *Ciência da Reprodução Animal* **13:** 249-253.

Suleiman SA, Ali ME, Zaki MS, Malik EMEA, Nast MA. Peroxidação lipídica e motilidade do esperma humano: papel protector da vitamina E. J Androl 1996; 17(5): 5307.

Tekin N, Uysal O, Akcay E, Yavas I. Efeitos de diferentes doses de taurina e taxa de congelamento no congelamento do sémen de carneiro. Ankara Universitesi Veteriner Fakultesi Dergisi 2006; 53: 179-84.

Watson PF. Utilização da mancha Giemsa para detectar alterações no acrossoma de espermatozóides de carneiro congelados. Vet Rec 1975; 97: 12-5.

Witte TS e Schafer-Somi S. 2007. Envolvimento do colesterol, cálcio e progesterona na indução da capacitação e reacção acrossómica de espermatozóides de mamíferos. *Ciência da Reprodução Animal* 102(3-4): 181-193.

PDI. Micro-análise em bioquímica médica. quarta ed. Londres: J and A Churchill Ltd; 1964.

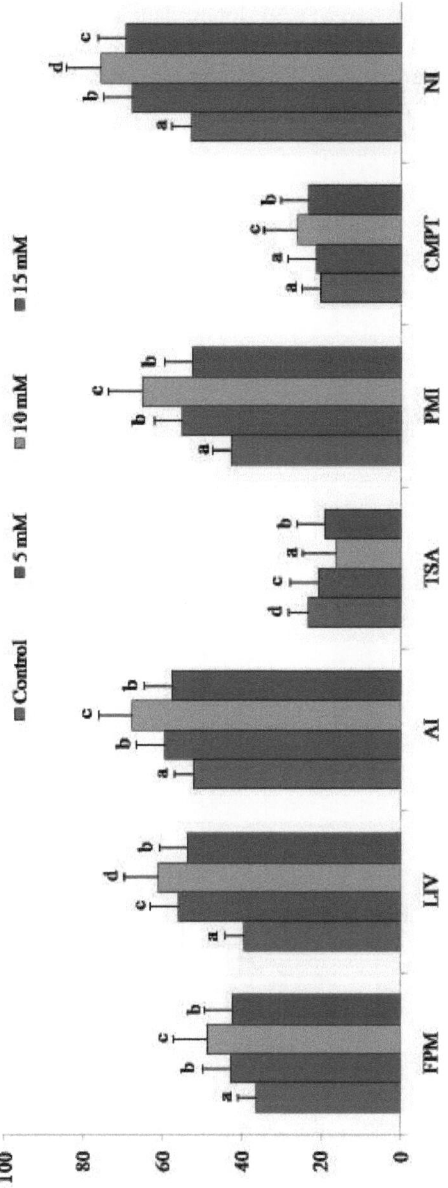

Fig. 1. Efeito do cloridrato de cisteína nos perfis de qualidade do sémen pós descongelamento em mithun (média ± SEM). A barra vertical em cada ponto representa um erro padrão de média. FPM: Motilidade progressiva para a frente (%), LIV: Livabilidade (%), Al: Acrosomal Integrity (%), TSA: Anormalidade total do esperma (%), PMI: Integridade da membrana plasmática (HOST; %), CMPT: Teste de penetração do muco cervical (distância de vanguarda

percorrida pelo esperma; mm/h) e NI: Integridade nuclear (%). Barra vertical com letras pequenas (a, b, c, d) indica diferença significativa (p < 0,05) entre os diferentes grupos experimentais. N= 25 amostras de sémen cada uma para grupos de controlo e tratamento.

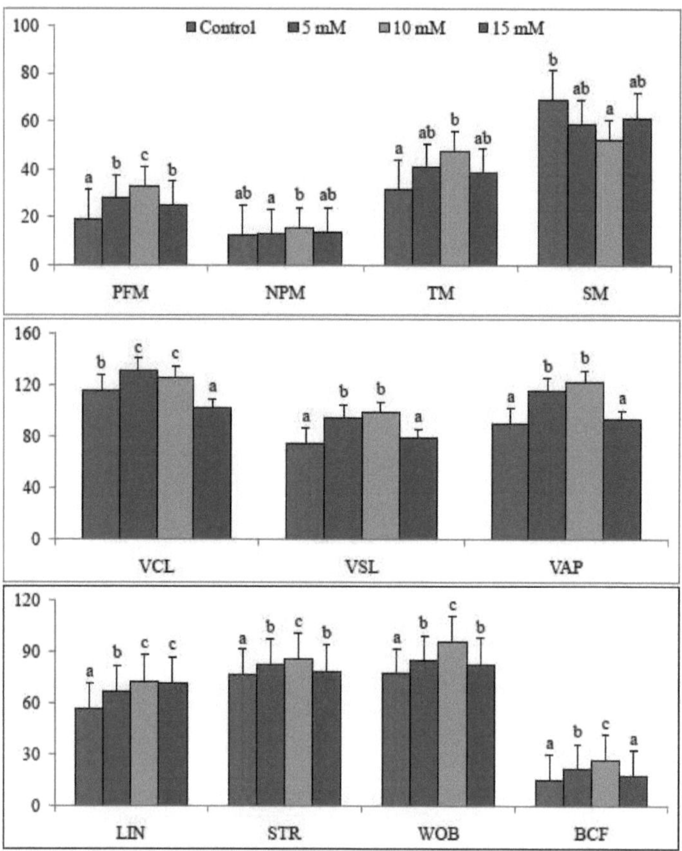

Fig. 2. Efeito do cloridrato de cisteína nos parâmetros de motilidade e velocidade pós-desgelamento pelo analisador de esperma assistido por computador (CASA) em mithun (média ± SEM). Barra vertical em cada ponto representa o erro padrão da média. FPM: Motilidade progressiva para a frente (%), NPM: Motilidade não progressiva (%), TM: Motilidade total, SM: Esperma estático (%), VCL: Velocidade Curvilínea (цш/seg.), VSL: Linha recta Velocidade (цш/seg.), VAP: Velocidade média do percurso (цш /sec.), LIN: Linearidade (%), STR: Retilinidade (%), WOB: Wobble (%) e BCF: Beat/Cross Frequency (Hz). A barra

vertical com letras pequenas (a, b, c, d) indica diferença significativa (p < 0,05) entre os diferentes grupos experimentais. N= 25 amostras de sémen cada uma para grupos de controlo e tratamento.

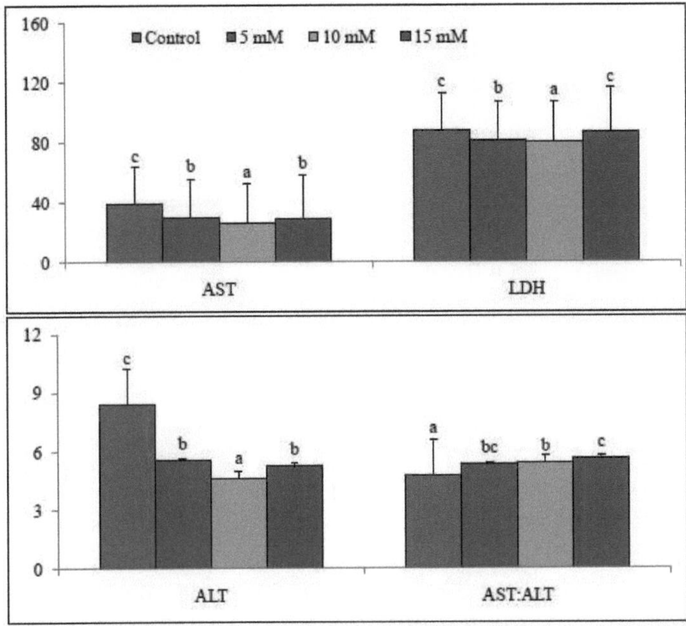

Fig. 3. Efeito do cloridrato de cisteína nas enzimas intracelulares do esperma em fase de pós-desgelamento em mithun (média ± SEM). A barra vertical em cada ponto representa um erro padrão de média. AST: Aspartato Aminotransferase (uM/dL), ALT: alanina Aminotransferase (uM/dL) e LDH: lactato desidrogenase (lU/dL). Barra vertical com letras pequenas (a, b, c, d) indica diferença significativa (p < 0,05) entre os diferentes grupos experimentais. N= 25 amostras de sémen cada uma para grupos de controlo e tratamento.

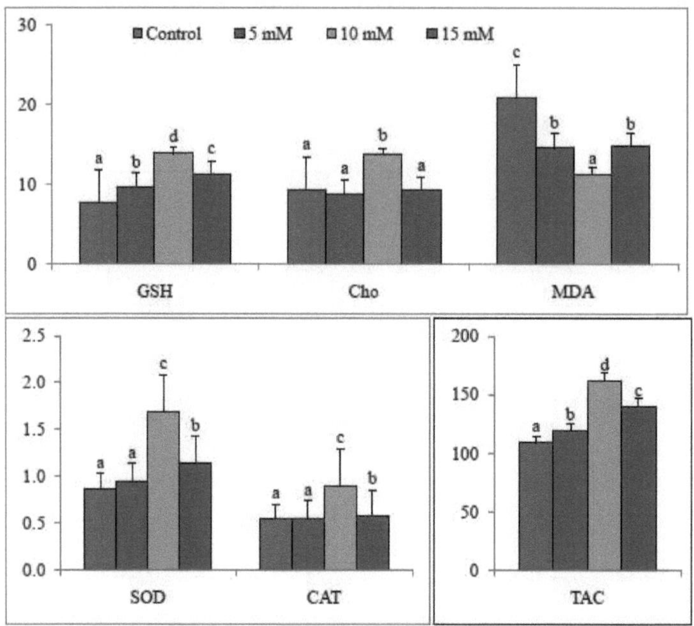

Fig. 4. Efeito do cloridrato de cisteína nos perfis antioxidantes em mithun (média ± SEM). A barra vertical em cada ponto representa um erro padrão de média. GSH: Glutatião (^mol/mL), Cho: Colesterol (^g/108esperma), MDA: Malondialdehyde (nmol/10^8 esperma), SOD: Superóxido dismutase (U/ml de plasma seminal), CAT: Catalase (nmol/min/mL) e TAC: Total de antioxidantes (equivalentes de trolox ^mol/L). Barra vertical com letras pequenas (a, b, c, d) indica diferença significativa (p < 0,05) entre os diferentes grupos experimentais. N= 25 amostras de sémen cada uma para grupos de controlo e tratamento.

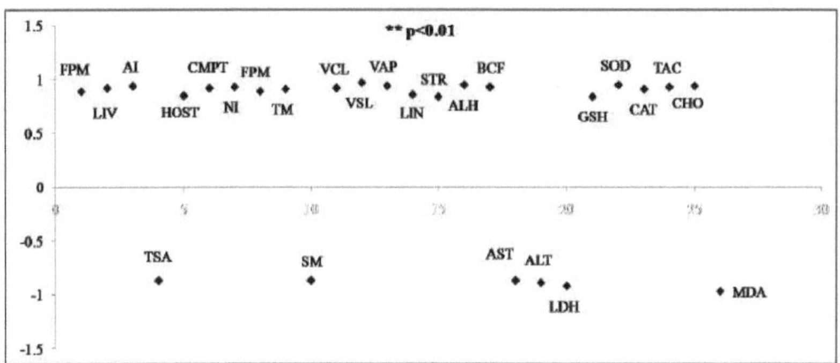

Fig 5. Coeficientes de correlação entre os parâmetros de qualidade do sémen, parâmetros cinéticos por analisador de esperma assistido por computador, perfis bioquímicos e perfis antioxidantes e oxidativos em touros de mithun. FPM: Motilidade progressiva para a frente, LIV: habitabilidade, AI: integridade acrossómica, TSA: anomalia total do esperma, HOST/PM1: teste de inchaço hipoosmótico/ integridade da membrana plasmática, CMPT: teste de penetração do muco cervical, NI: integridade nuclear, FPM: Motilidade progressiva para a frente, TM: motilidade total, SM: motilidade estática, VCL: velocidade curvilínea, VSL: velocidade em linha recta, VAP: velocidade média do percurso, LIN: linearidade, STR: linearidade, ALH: amplitude do deslocamento lateral da cabeça, BCF: beat cross frequency, AST: aspartato aminotransferase, ALT: alanina aminotransferase, LDH: lactato desidrogenase, GSH: glutatião, SOD: superóxido dismutase, CAT: catalase, TAC: capacidade antioxidante total, CHO: colesterol de esperma e MDA: malondialdeído. ** Os coeficientes de correlação foram altamente significativos, p < 0,01.

Capítulo 7

Redução da glutatião na conservação líquida do sémen de mithun

P. Perumal

ICAR-National Research Centre on Mithun, Medziphema, Nagaland, Índia

ABSTRACT

O presente estudo foi realizado para avaliar o efeito de glutatião reduzido (GSH) na motilidade do esperma, viabilidade, anomalia total do esperma, integridade das membranas acrossomal e plasmática, perfis enzimáticos tais como superóxido dismutase (SOD) e perfis catalásicos e bioquímicos tais como efluxo de colesterol e produção de malondialdeído (MDA). O número total de 50 ejaculados foi recolhido duas vezes por semana de oito touros de mithun e o sémen foi dividido em quatro alíquotas iguais, diluídas com o extensor TEYC. Grupo 1: sémen sem aditivos (controlo), grupo 2 ao grupo 4: o sémen foi diluído com 5 mM, 10 mM e 15 mM de glutationa reduzida (GSH), respectivamente. Estes parâmetros seminais, perfis enzimáticos e bioquímicos foram avaliados a 5° C para 0, 6, 12, 24 e 30 h de incubação. A inclusão de GSH no diluente resultou numa diminuição significativa (p < 0,05) nas percentagens de espermatozóides mortos, espermatozóides anormais e anomalias acrossómicas em diferentes horas de período de armazenamento, em comparação com o grupo de controlo. Além disso, o GSH a 5 e 15 mM foi inferior aos tratamentos com GSH 10 mM no que diz respeito a estas características e o GSH a 10 mM tem uma melhoria significativa na qualidade do sémen de mithun armazenado *in vitro* até 30 h. Concluiu-se que os possíveis efeitos protectores do GSH sobre os parâmetros espermáticos são o aumento da função das enzimas antioxidantes e a prevenção do efluxo do colesterol da membrana celular e da produção de malondialdeído (MDA) durante a conservação.

Palavras-chave: Glutatião reduzido (GSH), mithun, parâmetros seminais, perfis bioquímicos e enzimáticos

Mithun (*Bos frontalis*) é uma espécie bovina semi-selvagem, rara presente na região nordeste da Índia (NEH). Pensa-se que teve a sua origem há mais de 8000 anos atrás, no gaurus selvagem indiano (*Bos gaurus)* (Simoons 1984). O animal tem um lugar importante na vida social, cultural, religiosa e económica da população tribal, particularmente nos estados de Arunachal Pradesh, Nagaland, Manipur e Mizoram. Estatísticas recentes indicam que a população de mithun está a diminuir gradualmente devido à falta de touros reprodutores adequados, ao aumento de práticas intensivas de consanguinidade, ao declínio da área de pastagem e à falta de uma gestão adequada de criação e alimentação na região do Nordeste. São necessários maiores esforços de todos os quadrantes para preservar a população de mithun para melhorar o estatuto sócio-económico desta região. Uma vez que os mituns são animais semi-selvagens e não estão totalmente domesticados, a reprodução natural é praticada nesta espécie com limitações acompanhadas como custo e transmissão de doenças. Assim, o uso da inseminação artificial para melhorar o seu pedigree é essencial.

O armazenamento a frio do sémen é utilizado para reduzir o metabolismo e para manter a viabilidade do esperma durante um período de tempo prolongado. Mas a qualidade do sémen é deteriorada durante este período de armazenamento prolongado. Uma causa deste declínio deve-se à acção das espécies reactivas de oxigénio (ROS) geradas pelos componentes celulares do sémen, nomeadamente um radical superóxido de anião (O2-), peróxido de hidrogénio (H2O2) (Perumal *et al.* 2011a, Perumal *et al.* 2011b), uma vez que a membrana do esperma possui elevados ácidos gordos polinsaturados. Os efeitos da peroxidação lipídica incluem uma perda irreversível da motilidade, danos no DNA do esperma e fertilidade (Maxwell e Watson 1996, Perumal *et al.* 2011a). O sémen Mithun contém normalmente anti-oxidantes, incluindo glutatião reduzido (GSH), cloridrato de cisteína, catalase, superóxido dismutase (SOD) que pode compensar a peroxidação lipídica (Perumal *et al.* 2012, dados não publicados). Mas a concentração destes antioxidantes é reduzida durante a diluição e armazenamento que afectam a qualidade do sémen durante o armazenamento na conservação do sémen.

A adição de anti-oxidantes como o GSH ao esperma equino (Baumber *et al.* 2000), esperma de touro cruzado (Perumal *et al.* 2011a, Perumal *et al.* 2011b), sémen de búfalo (El- Kon e Darwish 2011) demonstrou proteger o esperma contra os efeitos nocivos dos ROS e melhorar a motilidade do esperma e a integridade da membrana durante o armazenamento do líquido espermático ou no estado não congelado.

Além disso, a análise das literaturas não revelou qualquer informação sobre o efeito da adição deste antioxidante GSH, na manutenção da viabilidade do esperma durante o armazenamento líquido a baixa temperatura do sémen de mithun. Assim, o objectivo deste estudo era avaliar o efeito deste aditivo nos parâmetros seminais, perfis bioquímicos e enzimáticos do sémen de mithun para perseguir futuros protocolos de preservação de esperma.

MATERIAL E MÉTODOS

Oito touros mithun aparentemente saudáveis de aproximadamente 4 a 6 anos de idade foram seleccionados a partir da manada derivada de várias colinas da região nordeste da Índia. O peso corporal médio dos touros era de 501 kg (493 a 507 kg) aos 4 - 6 anos de idade com bom estado corporal (pontuação 5-6) mantido sob condições uniformes de alimentação, alojamento e iluminação. Cada animal experimental foi alimentado nesta experiência de acordo com o calendário da exploração agrícola. O sémen foi colhido dos animais através do método de massagem rectal. Durante a recolha, as secreções transparentes iniciais foram descartadas e foram recolhidas gotas de sémen puras num tubo de ensaio graduado com a ajuda de um funil. Durante o estudo, todos os protocolos experimentais cumpriram os regulamentos do Institute Animal Care and Use Committee.

Os números totais de 50 ejaculados foram recolhidos do mithun duas vezes por semana e o sémen reunido para eliminar diferenças individuais. Imediatamente após a colheita, as amostras foram mantidas num banho de água a 37º C e avaliadas quanto ao volume, cor, consistência, actividade de massa e pH. Após as avaliações preliminares, as amostras foram sujeitas à diluição inicial com pré-aquecimento (37º C) Tris extensor de citrato de gema de ovo (TEYC). As amostras parcialmente diluídas foram então levadas para o laboratório num frasco isolado contendo água quente (37º C) para processamento posterior. Os ejaculados foram avaliados e aceites para avaliação se os seguintes critérios fossem satisfeitos: concentração: >500 milhões /ml; actividade de massa >3+, motilidade individual: >70% e anormalidade total: <10%.

Cada ejaculação agrupada foi dividida em quatro alíquotas iguais e diluída com o extensor TEYC com GSH. Grupo 1: sémen sem aditivos (controlo), grupo 2 ao grupo 4: sémen com 5 mM, 10 mM e 15 mM de GSH, respectivamente. No entanto, o pH dos diluentes foi ajustado para 6,8 - 7,0, utilizando solução tampão fosfato. As amostras de sémen diluído foram mantidas em tubos de vidro e arrefecidas de 37 a 5º C, a uma taxa de 0,2- 0,3º C/min numa câmara fria e mantidas a 5º C durante um período de armazenamento de líquidos até 30 h da experiência. A percentagem de motilidade espermática, viabilidade, anormalidade espermática total, integridade acrossómica e a integridade da membrana plasmática por teste de inchaço hipo osmótico (HOST) foram determinadas segundo o procedimento padrão em amostras durante o armazenamento de sémen a 5º C para 0, 6, 12, 24 e 30 h, respectivamente. A SOD, a actividade catalítica e o efluxo de colesterol do plasma seminal foram estimados pelo kit disponível comercialmente. O nível de peroxidação lipídica do esperma e do plasma seminal foi medido através da determinação da produção de malondialdeído (MDA), utilizando ácido tiobarbitúrico (TBA), segundo o método de Buege e Aust (1978) e modificado por Suleiman *et al.* (1996).

Os resultados foram analisados estatisticamente e expressos como a média ± S.E.M. Os meios foram analisados através da análise de variância, seguida do teste post-hoc de Tukey para determinar diferenças significativas entre os quatro grupos experimentais, ou seja, com aditivos ou sem aditivo para 0, 6, 12, 24 e 30 h de armazenamento nos parâmetros de esperma utilizando o programa informático SPSS/PC (versão 15.0; SPSS, Chicago, IL). As diferenças com valores de $P < 0,05$ foram consideradas estatisticamente significativas após transformação arcsine dos dados percentuais utilizando o SPSS 15(SPSS, Chicago, IL, EUA).

RESULTADOS

Os efeitos de várias doses de GSH na motilidade do esperma, viabilidade, anomalia total do esperma, integridade da membrana acrossómica e plasmática em diferentes horas de incubação em armazenamento líquido ($5°$ C) foram apresentados na Figura 1, 2,3,4 e 5, respectivamente. Os resultados revelaram também que a inclusão de GSH no diluente resultou numa diminuição significativa (p < 0,05) das percentagens de espermatozóides mortos, espermatozóides anormais e anomalias acrossómicas quando as amostras de sémen foram examinadas em diferentes horas de períodos de armazenamento em comparação com o grupo de controlo. Além disso, os GSH a 5 e 15 mM foram inferiores aos tratamentos com GSH 10 mM no que diz respeito a estas características, e houve diferenças significativas entre GSH a 5 e 15 mM em relação a estas características. Os perfis enzimáticos antioxidantes revelaram que a maior actividade média de SOD (Figura 6) e catalase (Figura 7) foi registada no sémen tratado com GSH do que no grupo de controlo e diferiram significativamente (p<0,05) entre os grupos. Da mesma forma, o efluxo de colesterol (Figura 8) e a produção de MDA (Figura 9) diferiram significativamente entre o GSH tratado e o grupo de controlo. Os dados desta experiência mostraram que a adição de GSH especialmente nas concentrações de 10 mM ao diluente de sémen resultou numa melhoria significativa na qualidade e actividade enzimática antioxidante e na redução do efluxo de colesterol e produção de MDA de sémen de mithun *in-vitro* armazenado até 30 h.

DISCUSSÃO

No presente estudo, os resultados revelaram que a adição de GSH melhorou os parâmetros seminais, os perfis enzimáticos e bioquímicos do sémen de mithun e assim protege eficazmente as estruturas e funções dos espermatozóides. Assim, pode melhorar a qualidade do sémen ao preservar eficientemente durante o procedimento de inseminação artificial.

Não houve nenhum relatório sobre o efeito da adição de GSH nos parâmetros seminais em mithun e, tanto quanto sabemos, este é o primeiro relatório do efeito do GSH nos parâmetros seminais, nível enzimático antioxidante e perfis bioquímicos no sémen de mithun. A análise de vários parâmetros seminais, tais como motilidade progressiva para a frente, habitabilidade, integridade da membrana acrossómica e plasmática são importantes para a utilização extensiva do sémen na inseminação artificial. No presente estudo, a suplementação de GSH sobre estes parâmetros revelou uma diferença significativa entre os grupos de tratamento. Os efeitos benéficos do GSH na conservação do sémen devem-se ao facto de ser um antioxidante muito potente (Perumal *et al.* 2011a).

Devido à membrana do esperma dos mamíferos ter ácidos gordos polinsaturados elevados, torna o esperma muito susceptível ao LPO, que ocorre como resultado da oxidação dos lípidos da membrana por moléculas de oxigénio parcialmente reduzidas, tais como superóxido, peróxido de hidrogénio, e radicais hidroxilos. A peroxidação lipídica da membrana do esperma conduz, em última análise, ao comprometimento da função espermática devido aos ataques de ROS, à alteração da motilidade espermática e da integridade da membrana e aos danos no DNA espermático e na fertilidade através do stress oxidativo e da produção de aldeídos citotóxicos (Griveau *et al.* 1995). Além disso, o sistema antioxidante do plasma seminal e dos espermatozóides está comprometido durante o processamento do sémen (Alvarez e Storey 1992). Portanto, a inclusão de antioxidantes exógenos pode modular o sistema antioxidante do sémen. Os resultados do presente estudo mostraram que a adição de 10 mM GSH melhora a qualidade de conservação do sémen de mithun apresentado a 5°C. A motilidade do sémen foi diminuída pelo tempo de armazenamento e permaneceu mais de 50% durante até 30 horas. Em contraste, a taxa de declínio na percentagem de motilidade foi maior em amostras de sémen tratadas com 20 mM GSH ou sem GSH. Foi relatado que a qualidade do sémen refrigerado diminuiu com o tempo e permaneceu adequada para utilização até 30 horas, a julgar pela motilidade e morfologia (Urata *et al.* 2001). A melhoria da qualidade do sémen devido à adição de glutationa exógena registada no presente estudo foi previamente relatada no sémen de touro sob a forma de motilidade e membrana acrossómica intacta (Perumal *et al.* 2011a). Além disso, a adição de GSH exógeno estava a melhorar significativamente as percentagens de viabilidade do esperma e membrana plasmática intacta (caudas inchadas) especialmente a um nível de 10 mM de GSH. As percentagens mais elevadas de plasma intacto e membranas acrossómicas que foram encontradas na presente experiência devido a 10 mM de glutatião podem ser a razão para uma melhor motilidade nestas amostras (Slaweta *et al.* 1987).

GSH ajuda a manter a integridade do acrossoma normal (Sinha *et al.* 1996) e a estabilizar o plasmalemma dos espermatozóides e assim aumentar a motilidade. GSH, em espermatozóides é capaz de reagir com muitas espécies reactivas de oxigénio directamente para proteger as células de mamíferos contra o stress oxidativo, e assim manter a motilidade dos espermatozóides (Bilodeau *et al.* 2001). Por conseguinte, como se viu neste estudo, foram investigadas tentativas de melhorar a motilidade e viabilidade das células espermáticas através da incorporação de glutatião em armazenamento líquido (Gupta e Tripathi 1984) e forma de sémen congelado (Perumal *et al.* 2011a).

Além disso, mantém a integridade do plasma e da membrana mitocondrial e a estrutura do citoesqueleto do flagelo dos espermatozóides como efeitos protectores das células. GSH também protege o nível de SOD e catalase no extensor de sémen (Halvorsen *et al.* 2002), o que ajuda a manter o transporte da membrana (Alvarez e Storey 1992) e a fertilidade dos espermatozóides.

Também previne o efluxo de colesterol da membrana do esperma e a produção de MDA em diluentes indica que previne a condensação prematura e a reacção acrossómica como actuando como antioxidante. Juntamente com os fosfolípidos, o colesterol é necessário para a integridade física das células e assegura a fluidez da membrana celular. O colesterol desempenha um papel especial na membrana do esperma porque a sua libertação da membrana do esperma inicia a etapa chave no processo de capacitação e reacção acrossómica que é crucial para a fertilização (Witte e Schafer-Somi 2007). Além disso, a adição de colesterol aos diluentes antes do descongelamento aumenta a resistência dos espermatozóides ao stress causado pelos procedimentos de congelamento-congelamento, preservando a motilidade do esperma e o potencial de fertilização (Moore *et al.* 2005). No presente estudo, o efluxo de colesterol e a produção de MDA foram reduzidos no grupo tratado, em comparação com o grupo de controlo sem tratamento. Assim, as amostras de sémen tratadas com GSH terão um elevado poder crio-resistente em comparação com o grupo de controlo sem tratamento. No presente estudo, observou-se que os parâmetros de esperma que receberam a 10 mM de GSH eram significativamente mais elevados do que os do outro grupo e do grupo de controlo. Neste estudo, as melhorias observadas na qualidade do esperma podem ser atribuídas à prevenção da geração excessiva de radicais livres, produzidos pelos próprios espermatozóides, por meio da sua propriedade antioxidante do GSH. Concluiu-se que os possíveis efeitos protectores da suplementação de GSH são o aumento do teor de enzimas antioxidantes e a prevenção do efluxo de colesterol e fosfolípidos da membrana celular e da produção de MDA. Assim, pode proteger os espermatozóides durante a sua conservação e aumentar a fertilidade nesta espécie. Futuramente, os estudos de preservação/cryoprotecção dos espermatozóides são necessários para confirmar os resultados actuais.

REFERÊNCIAS

Alvarez J G. e Storey B T. 1992. Evidência de aumento dos danos peroxidativos lipídicos e perda da actividade de desmancha de superóxido como modelo de dano crio letal do esperma humano durante a criopreservação. *Journal of Andrology* **13:** 232-241

Baumber J, Ball B A, Gravance C G, Medina V. e Davies-Morel M C G. 2000. O efeito das espécies reactivas de oxigénio na motilidade, viabilidade, integridade acrossómica, potencial da membrana mitocondrial e peroxidação lipídica da membrana do espermatozóide equino. *Journal of Andrology* **21**: 895-902.

Buege J A. e Aust S D. 1978. Peroxidação lipídica microssomal. *Métodos em Enzimologia* 52: 302-310.

Bilodeau J F, Blanchette S, Gagnon C. e Sirard M A. 2001. As tiols previnem a perda de mobilidade do esperma mediada por H2O2 no sémen de touro criopreservado. *Theriogenologia* **56**: 275-286.

El-Kon I I. e Darwish S A. 2011. Efeito do glutationa (GSH) nos parâmetros microscópicos e na integridade do ADN no sémen de búfalo egípcio durante o armazenamento líquido e congelado. *Journal of Reproduction and Fertility* **2**(3): 32-40.

Griveau J F, Dumont E, Renard P, Callegari J P. e Le Lannou D. 1995. Espécies reactivas de oxigénio, peroxidação lipídica e sistemas de defesa enzimática em espermatozóides humanos. *Journal of Reproduction and Fertility* **103**: 17-26.

Gupta H P. e Tripathi S S. 1984. Preservação do sémen de touro dinamarquês vermelho com diferentes dilatadores de temperatura ambiente. *Jornal Indiano de Ciência Animal* **54**: 494-497.

Halvorsen B, Holte K, Myhrstad M C W, Barikmo I, Havattum E, Remberg S F, Wold A B, Haffner K, Baugerod H, Andersen L F, Moskaug O, Jacobs D R. e Blomhoff R. 2002. Um rastreio sistemático de antioxidantes totais em plantas dietéticas. *The American Society for Nutritional Sciences Journal of Nutrition* **132**: 461 - 471.

Maxwell W M C. e Watson P F. 1996. Progresso recente na preservação do sémen de carneiro.   *Ciência da Reprodução Animal* **42**: 55-65.

Moore A I, Squires E L. e Graham J K. 2005. A adição de colesterol à membrana plasmática do esperma do garanhão melhora a crio sobrevivência. *Criobiologia* **51**: 241-249.

Perumal P, Selvaraju S, Barik A K, Mohanty D N, Das S. e Mishra P C. 2011b. Papel do glutatião reduzido na melhoria dos caracteres seminais congelados pós-descongelação de sémen de touro de Jersey pobre e congelável. *Indian Journal of Animal Science* **81**(8): 807-810.

Perumal P, Selvaraju S, Selvakumar S, Barik A K, Mohanty D N, Das S, Das R K. e Mishra P C. 2011a. Efeito da adição pré-congelada de cloridrato de cisteína e glutationa reduzida no sémen de touros de camisola cruzada nos parâmetros de espermatozóides e taxas de concepção. *Reprodução em Animais Domésticos* **46**(4): 636-641.

Simoons F J. 1984. Gayal ou mithun. In: Manson, I.L. (Ed.), Evolution of

DomesticatedAnimals   . Longman, Londres, pp. 34-36.

Sinha M P, Sinha A K, Sinka B K. e Prasad PI. 1996. O efeito do Glutationa na motilidade, fuga de enzimas e fertilidade do sémen congelado de cabra. *Theriogenologia* **41:** 237-243   .

Slaweta R. e Laskowska T. 1987. O efeito do glutatião na motilidade e fertilidade do sémen de touro congelado. *Ciência da Reprodução Animal* **13:** 249-253.

Suleiman S A, Ali M E, Zaki M S, Malik E M E A. e Nast M A. 1996. Peroxidação lipídica e motilidade do esperma humano: papel protector da vitamina E. *Journal of Andrology* **17**(5): 530-537.

Urata K, Narahara H, Tanaka Y, Gashiru T, Takayama E. e Miyakaw I. 2001 Efeito de   espécies de oxigénio reactivo induzido por endotoxinas no esperma

motilidade. *Fertilidade e Esterilidade* **76:** 163-166.

Witte T S. e Schafer-Somi S. 2007. Envolvimento do colesterol, cálcio e progesterona   na indução da capacitação e reacção acrossómica de espermatozóides de mamíferos.   *Ciência da Reprodução Animal* **102:** 181-93.

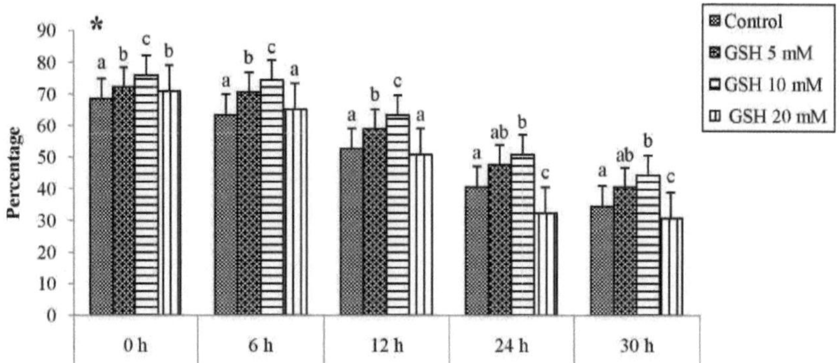

Fig. 1. Efeito da suplementação de diluentes com glutationa reduzida (GSH) na motilidade dos espermatozóides do sémen de mithun (* indica p< 0,05)

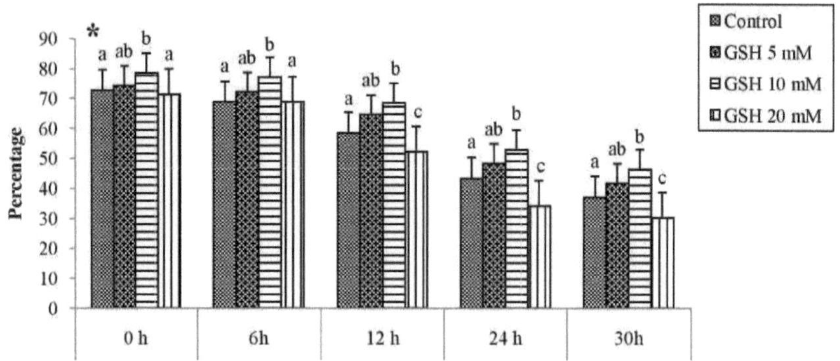

Fig. 2. Efeito da suplementação de diluentes com glutationa reduzida (GSH) na viabilidade dos espermatozóides do sémen de mithun (* indica p< 0,05)

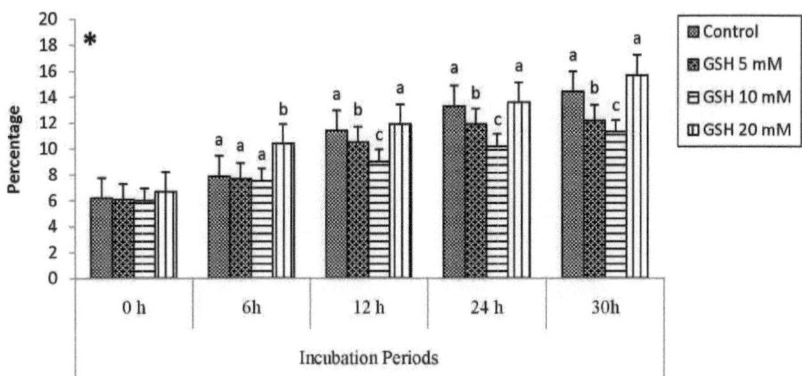

Fig. 3. Efeito da suplementação com diluentes com glutatião reduzido (GSH) na anormalidade total do esperma de espermatozóides do sémen de mithun (* indica p< 0,05)

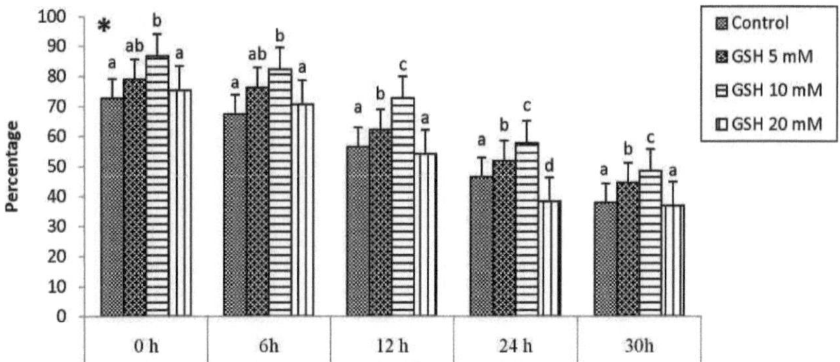

Fig. 4. Efeito da suplementação de diluentes com glutatião reduzido (GSH) na integridade acrossómica dos espermatozóides do sémen de mithun (* indica p< 0,05)

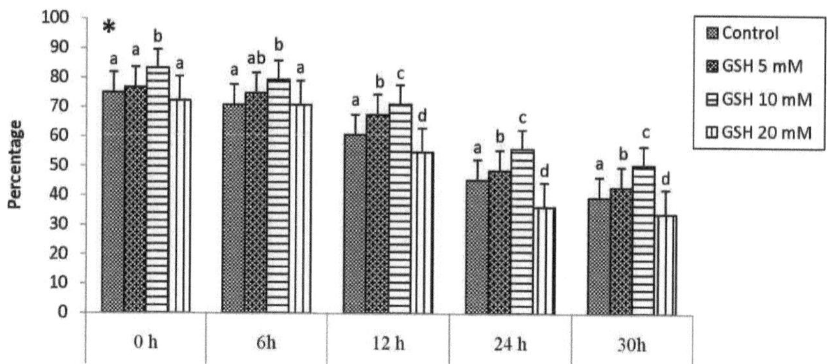

Fig. 5. Efeito da suplementação de diluentes com glutatião reduzido (GSH) na integridade da membrana plasmática (HOST) de espermatozóides de sémen de mithun (* indica p< 0,05)

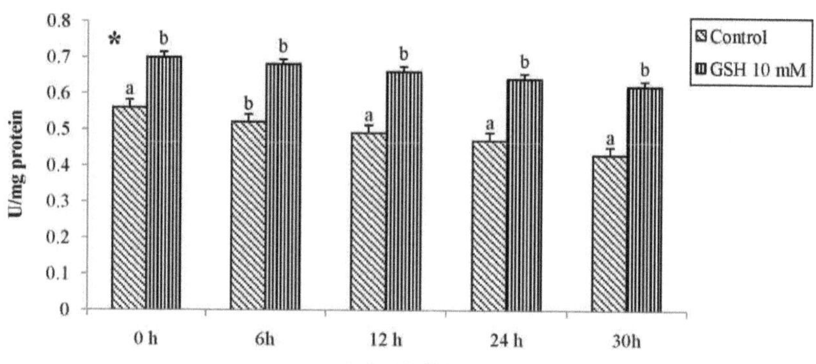

Fig. 6. Efeito da suplementação de diluentes com glutatião reduzido (GSH) na actividade SOD do sémen de mithun (* indica p< 0,05)

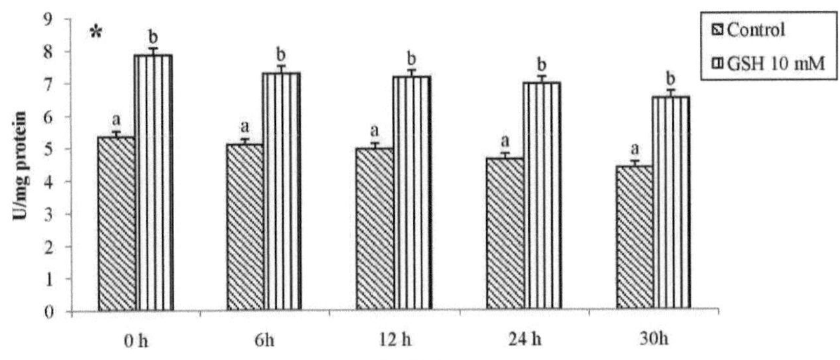

Fig. 7. Efeito da suplementação de diluentes com glutatião reduzido (GSH) na actividade catalítica do sémen de mithun (* indica p< 0,05)

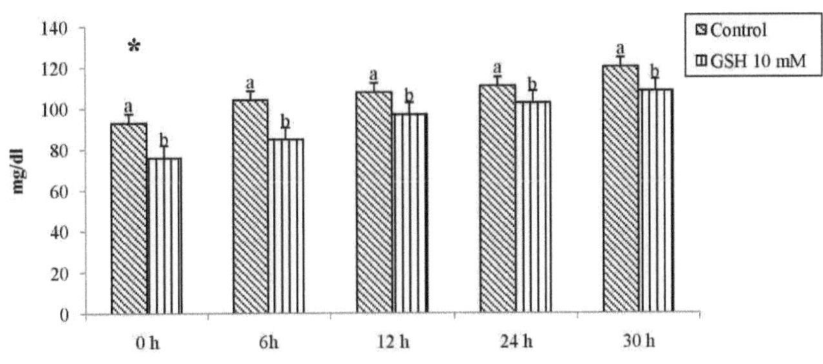

Fig. 8. Efeito da suplementação com diluentes com glutatião reduzido (GSH) no efluxo de colesterol de espermatozóides de sémen de mithun (* indica p< 0,05)

119

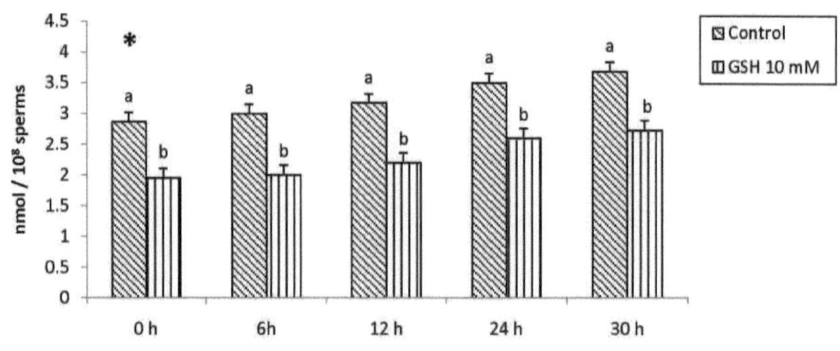

Fig. 9. Efeito da suplementação de diluentes com glutatião reduzido (GSH) na produção de malondialdeído (MDA) em sémen de mithun (* indica p< 0,05)

Capítulo 8

Glutationa sobre criopreservação do sémen de mithun

P. Perumal

ICAR-National Research Centre on Mithun, Medziphema, Nagaland, Índia

ABSTRACT

Mithun é uma espécie bovina doméstica única das regiões montanhosas do nordeste da Índia. O presente estudo foi concebido para avaliar o efeito do glutatião (GSH) nos parâmetros de qualidade do sémen pós-desgelamento (SQPs), velocidade do esperma e perfis cinéticos, perfis de stress antioxidante e oxidativo e efluxo de colesterol do esperma em mithun. Foi seleccionado um total de 25 ejaculados com base em parâmetros biofísicos para a presente experiência. Cada amostra foi dividida em quatro alíquotas iguais após diluição com o extensor de Tris-citrato glicerol (TCG), como o Grupo I: controlo, os Grupos II, III e IV continham 5 mM, 10 mM e 15 mM de GSH, respectivamente. As amostras criopreservadas e descongeladas foram analisadas quanto aos seus parâmetros de motilidade (progressiva para a frente e no teste de penetração do muco cervical bovino [BCMPT]), parâmetros cinéticos e de velocidade pelo analisador de esperma assistido por computador (CASA), viabilidade, anomalias de esperma e nucleares, integridade do acrossoma, membrana plasmática e integrities nucleares, e perfis enzimáticos e bioquímicos do esperma (colesterol do esperma e stress antioxidante e oxidativo). O estudo revelou um aumento significativo (p <0,05) na viabilidade, normalidade espermática e nuclear, integridade do acrossoma, motilidade (progressiva e no muco cervical), teor de colesterol espermático e redução de fugas de enzimas intracelulares no Grupo III. Além disso, a integridade do acrossoma e as membranas bioquímicas foram significativamente protegidas (p < 0,05) além de uma melhoria significativa (p < 0,05) nos perfis cinético e de velocidade no extensor contendo 10 mM GSH. A análise de correlação revelou que os parâmetros cinéticos do esperma, SQPs e parâmetros antioxidantes tiveram correlação positiva significativa (p < 0,05) entre si, enquanto que estes perfis tiveram correlação negativa significativa (p < 0,05) com anomalias morfológicas do esperma, fugas de enzimas intracelulares e peróxido lipídico no esperma tratado com GSH. Estes resultados indicam claramente que no entanto a criopreservação dos espermatozóides do mithun em TCG era comparável com outras espécies, a inclusão de 10 mM GSH detém uma clara vantagem sobre o controlo ou 5 mM ou 15 mM GSH. Pode concluir-se do presente estudo que a suplementação de GSH em extensor de sémen pode ser eficazmente utilizada para reduzir o stress oxidativo e melhorar os perfis antioxidantes com efeitos benéficos em cascata nos parâmetros de qualidade do sémen criopreservado no touro de mithun.

Palavras-chave: glutatião, criopreservação, qualidade do sémen, perfis cinéticos, antioxidantes, stress oxidativo, mithun, espermatozóides

1. Introdução

Mithun é uma espécie bovina doméstica magnífica única na região nordeste de Hilly (NEH), na Índia. Vários relatórios revelaram que o mithun é afectado por uma depressão consanguínea intensiva devido à falta de touros reprodutores adequados e de gestão da reprodução (Dhali et al., 2008). Os mituns são criados em sistema extensivo de criação ao ar livre, sendo o serviço natural a prática preferida de reprodução com várias limitações; por conseguinte, a perda de desempenho produtivo bem como reprodutivo e estas limitações poderiam ser facilmente ultrapassadas através da implementação de programas de reprodução artificial. Foi realizada investigação preliminar sobre o efeito do GSH nos perfis básicos de qualidade do sémen em conservação líquida que 10 mM GSH é adequado para a conservação do sémen líquido de mithun (Perumal et al., 2013). A inseminação artificial contribui significativamente para o melhoramento genético; na qual uma única ejaculação de um macho é utilizada para impregnar muitas fêmeas. Várias fases do processo de congelação induzem stress físico, osmótico e químico na membrana do esperma associado a um stress oxidativo induzido por radicais livres (Chatterjee et al., 2001). Todos estes efeitos deletérios causam perda de motilidade, viabilidade, integridade do acrossoma, membrana plasmática e integridade nuclear, grande número de espermatozóides incapazes de fertilizar o óvulo e, por fim, infertilidade ou esterilidade (Bernardini et al., 2011, Medeiros et al., 2002, Tekin et al., 2006). O elevado teor de ácidos gordos insaturados nas membranas dos espermatozóides e a falta de um componente citoplasmático significativo que contenha antioxidantes, faz com que a espermatazoa seja altamente e facilmente susceptível à peroxidação lipídica devido à presença de radicais livres de oxigénio e H2O2 (Sinha et al., 1996). Assim, os investigadores concentraram-se na preparação de extensores através da inclusão de compostos estabilizadores de membrana, aditivos, antioxidantes, crioprotectores e agentes anti-apoptóticos para melhorar a capacidade crio-cria ou a resistência crio-criativa dos espermatozóides. Os efeitos de ROS nos espermatozóides são perda irreparável de motilidade, desintegração do DNA do esperma e redução da capacidade fertilizante (Perumal et al., 2011). Portanto, a suplementação/inclusão/adição de antioxidantes exógenos no extensor de sémen (Shoae e Zamiri 2008, Perumal et al., 2013) ou a alimentação com antioxidantes naturais/sintéticos (Jayaganthan et al., 2013) ou óleo de linhaça (Perumal et al,

2019) ou a implantação lenta de antioxidantes (Perumal et al., 2018) pode reduzir o efeito deletério do stress oxidativo bem como do cryo durante o processo de criopreservação do sémen (Perumal et al., 2011). Nos últimos anos, foram também realizados estudos sobre extensores de sémen bovino incluindo aditivos/antioxidantes tais como taurina (Perumal et al., 2013), catalase (Perumal et al., 2013), superóxido dismutase (Perumal 2014), trehalose (Perumal et al., 2015), melatonina (Perumal et al., 2015) e assim por diante para melhorar os SQPs e a fertilidade *in-vivo* ou *in-vitro*.

A adição de aditivos tais como GSH ao esperma equino (Baumber *et al.* 2000), esperma de touro cruzado (Perumal *et al.* 2011a, Perumal *et al.* 2011b), sémen de búfalo (El- Kon e Darwish 2011) demonstrou proteger o esperma contra os efeitos deletérios ou prejudiciais dos ROS e melhorar a motilidade do esperma e a integridade da membrana durante o armazenamento do esperma.

O glutationa é o tiol não protéico mais abundante nas células de mamíferos e está presente principalmente na forma reduzida (GSH) e apenas uma pequena quantidade está na forma oxidada (GSSG). O sistema antioxidante do glutatião consiste em glutatião reduzido (GSH), glutatião oxidado (GSSG), glutatião redutase (GRD), glutatião peroxidase (GPD) e glutatião-transferase. Não há informação disponível sobre o efeito do GSH na criopreservação extensora de sémen à base de Tris na fertilidade dos touros de mithun. Por conseguinte, foi feita a hipótese de que a aplicação de GSH no extensor de sémen poderia ser mais benéfica nos parâmetros funcionais do esperma *in-vitro* em mithun. Com isto, o objectivo do presente estudo era avaliar o efeito de diferentes concentrações de GSH em diluentes de sémen sobre SQPs, perfis cinéticos e de velocidade, perfis de stress oxidativo e fugas de enzimas intracelulares do esperma criopreservado de mithun.

2. Materiais e métodos

2.1. Localização do estudo

O estudo proposto foi realizado na quinta de criação de mithun, ICAR-National Research Centre on Mithun, Medziphema, Nagaland, Índia. Está localizado entre 25°54'30' de latitude norte e 93°44'15' de longitude leste e a uma altitude de 250-300 m acima do nível médio do mar. O índice de humidade da temperatura (THI) varia entre 54,41 ± 1,09 no Inverno (Novembro a Janeiro), 63,51 ± 1,85 na Primavera (Fevereiro a Abril), 74,00 ± 1,77 no Outono e 76,06 ± 1,74 no Verão (Maio a Julho).

2.2. Animais experimentais

Foram seleccionados dez touros de mithun de 4-6 anos de idade aparentemente saudáveis (pontuação de condição corporal 5-6 de 10, classificados como bons). O peso corporal médio dos touros era de 510 kg (495-520 kg). Os animais experimentais foram mantidos em condições uniformes de alimentação (horário da quinta), iluminação, alojamento e outras condições de maneio. Foram oferecidos aos animais experimentais água potável *ad libitum*, 30 kg de forragens mistas da selva (18,40% e 10,20% de matéria seca e proteína bruta, respectivamente) e 4 kg de concentrados (87,10% e 14,50% de matéria seca e proteína bruta, respectivamente) fortificados com mistura mineral e sal. O alimento concentrado consistiu em milho: 35%, arroz polido: 25%, farelo de trigo: 25%, bolo de óleo de amendoim: 12%, sal: 0,80%, mistura mineral: 2% e mistura de vitaminas: 0.2%.

2.3. *Preparação do extensor*

O extensor utilizado neste estudo continha Tris (hidroximetil) aminometano: 3,028 g, ácido cítrico: 1,675 g; frutose: 1.250 g; glicerol (7%): 7 mL; sulfato de estreptomicina (u/mL): 1000; penicilina G sódio (lU/mL): 1000; e diferentes concentrações de taurina (25 mM ou 50 mM ou 100 mM, no Grupo II ou III ou IV, respectivamente) para 100 mL de água deionizada. O extensor para o controlo (Grupo I) não continha taurina. O pH final do extensor utilizado nos três grupos foi ajustado para 6,8-7,0 utilizando 0,1 N NaOH ou HCL diluído.

2.4. *Recolha e tratamento de sémen*

O sémen foi colhido não mais de duas vezes por semana de qualquer animal através do método de massagem trans-retal. Em resumo, as glândulas vesiculares foram massajadas centralmente e para trás durante 5 min, seguidas da ordenha suave das ampolas, uma a uma, durante 3-5 min, que resultou em erecção e ejaculação. Após descartar as secreções transparentes iniciais, foram recolhidas gotas de sémen puras num tubo de ensaio graduado com a ajuda de um funil. Foram seleccionadas para a experiência amostras de sémen com actividade de massa de 3+ ou superior. Em cada dia de colheita, foram obtidos um mínimo de dois bons ejaculados por touro. Imediatamente após a colheita, os ejaculados foram mantidos num banho de água a 37°C e avaliados quanto ao volume, cor, consistência, pH, concentração e actividade de massa. Após descartar os ejaculados com grande variação no pH (ou seja <6,7 e >7,2), cor ou volume demasiado baixo (< 0,5 mL), os restantes foram avaliados microscopicamente. Estes ejaculados foram avaliados e aceites para avaliação se os seguintes critérios fossem satisfeitos: concentração: > 500 milhões/mL, actividade de massa >3+, motilidade individual: >70% e anomalias morfológicas totais <10% ou abaixo foram processados mais tarde. Seguindo o protocolo de rastreio acima referido, foram seleccionados 50 ejaculados. Após as avaliações preliminares, dois ejaculados consecutivos de um mesmo touro foram agrupados (doravante denominados "amostra", n = 25) e submetidos à dupla diluição inicial com extensor de Tris-citrato glicerol (TCG) pré-aquecido (37°C). Assim, das colecções iniciais, 50 ejaculados seleccionados foram reunidos para fazer 25 amostras para a experiência. As amostras parcialmente diluídas foram levadas para o laboratório num frasco isolado contendo água quente (37°C) para processamento posterior. As amostras com motilidade individual >70% ou superior foram processadas mais tarde.

Cada amostra foi dividida em quatro alíquotas e diluída (para obter uma concentração final de 60 milhões de espermatozóides por mL) com o extensor TCG contendo 0 mM ou 5 mM ou 10 mM ou 15 mM GSH (Grupo I, II, III ou IV, respectivamente). As amostras de sémen diluídas de cada grupo foram arrefecidas simultaneamente de 37°C a 5°C a uma taxa de 0,2 - 0,3°C por minuto num armário frio (IMV, L'Aigle, França) e mantidas a 5°C durante 2 h. As palhetas de policloreto de vinilo (PVC) (0,5 mL) (IMV, L'Aigle, França) foram enchidas e mantidas num armário frio a 5°C durante 2,5 h. Subsequentemente, estas palhetas foram limpas, secas e espalhadas sobre a grelha de congelação. A grelha contendo palhinhas foi mantida num congelador biológico programável para congelação (temperatura final mantida a -124°C, 12 min) seguida de mergulhar as palhinhas no azoto líquido (-196°C) e foi aí armazenada.

2.5. Avaliação do sémen pós descongelamento

No momento da avaliação, as palhetas de sémen armazenadas foram retiradas dos cryocans e descongeladas em água a 37°C durante 30 s. Os parâmetros de qualidade do sémen (SQPs), nomeadamente a motilidade do esperma após o descongelamento (Salisbury et al., 1985), os parâmetros cinéticos, de velocidade e de motilidade pelo analisador de esperma assistido por computador (CASA; Hamilton Thorne Sperm Analyser, HTM- IVOS, versão IVOS 11, Hamilton Thorne Research, EUA; Perumal et al, 2014), viabilidade e anomalia total do esperma por coloração eosina-nigrosina (Lasley e Bogart 1944), integridade acrossómica por coloração Giemsa (Watson 1975), integridade da membrana plasmática por teste de inchaço hipoosmótico (Jeyendran et al, 1984), integridade nuclear pela técnica de coloração Feulgen (Barth e Oko 1989) e distância de vanguarda percorrida pelo esperma no teste de penetração do muco cervical bovino (Prasad et al., 1999) foram determinadas.

2.6. Ensaios bioquímicos

Uma alíquota de sémen de cada amostra foi centrifugada a 800 x g durante 10 minutos; o plasma seminal foi sifonado e as pastilhas de esperma foram separadas e lavadas por ressuspensão em PBS e centrifugação (três vezes). O plasma seminal foi confirmado livre de espermatozóides ao colocar uma gota sob uma ampliação de alta potência de um microscópio. Após a centrifugação final, foi adicionado 1 mL de água desionizada aos espermatozóides. O plasma seminal e as pastilhas de esperma foram congelados de imediato e armazenados em crioviais esterilizados em congelador profundo a -80°C até nova análise. No momento da estimativa, a concentração de espermatozóides foi determinada e depois re-diluída para conter 100×10^6 células/mL. Foram estimados perfis bioquímicos tais como AST, ALT, LDH, SOD, CAT, GSH e TAC em plasma seminal de amostra de espermatozóides congelados e MDA e colesterol em granulado de esperma congelado descongelado.

2.6.1. Vazamento de enzimas intracelulares

As actividades das enzimas intracelulares como a aspartato aminotransferase (AST) e a alanina aminotransferase (ALT) foram estimadas no plasma seminal de acordo com o método descrito por Reitman e Frankel (1957) e a sua actividade foi expressa em iimol/dL. Do mesmo modo, a actividade da actividade da lactato desidrogenase (LDH) no plasma seminal foi determinada de acordo com o método descrito por Wotten (1964) e a sua actividade foi expressa em IU/dL.

2.6.2. Perfis de stress antioxidante e oxidativo

Capacidade antioxidante total (TAC, K274; Bio Vision, CA, EUA; mmol/mL) e superóxido dismutase (SOD; U/mL), glutationa (GSH; ^mol/mL) e catalase (CAT; nmol/min/mL) foram estimados usando kits ELISA disponíveis comercialmente (706002, 703002 e 707002, Cayman Chemical Co., EUA, respectivamente) em densidade óptica (X 570, 440-460, 405-424 e 540 nm, respectivamente). Estes antioxidantes foram estimados com a utilização de espectrofotómetro de microplacas (Thermo Scientific Multiskan GO Microplate Spectrophotometer, USA). O nível de peroxidação lipídica dos espermatozóides foi medido através da determinação da produção de malondialdeído (MDA) a 535 nm, utilizando ácido tiobarbitúrico (TBA)-ácido tricloroacético (TCA), segundo o método de Buege e Aust (1978), modificado por Suleiman et al. (1996).

2.7. Teor de colesterol de esperma

O teor de colesterol (CHO) nos espermatozóides foi estimado de acordo com o método de Bligh e Dyer (1959) com algumas modificações. Cem milhões de espermatozóides lavados foram tomados numa ampola de 10 mL. O granulado de esperma foi extraído com 20 volumes de clorofórmio: solução de metanol (1:1 v/v) e vortexado durante 20 s. Posteriormente, foi centrifugado a 800 x g durante 5 min. Os espermatozóides foram evaporados até à secura sob gás nitrogénio líquido e mantidos a -20°C. No momento da estimativa, 0,5 mL de clorofórmio foi adicionado a cada frasco, o colesterol foi estimado pelo kit de ensaio de colesterol (Span Diagnostics Ltd., Índia) e os resultados foram expressos como 11g de colesterol/10^8 espermatozóides.

2.8. Análise estatística

A análise de variância (ANOVA) foi realizada utilizando um modelo de revestimento generalizado (Statistical Analysis System for Windows, SAS

Versão 9.3; SAS Institute, Inc., Cary, NC, 2001). As figuras apresentam os dados não transformados. Os meios foram analisados através de uma análise de variância (ANOVA), seguida do teste post-hoc de Tukey para determinar diferenças significativas entre os tratamentos e grupos de controlo sobre estes parâmetros de esperma utilizando o programa informático SAS /PC. As diferenças com valores de p<0,05 foram consideradas estatisticamente significativas após transformação arcsine dos dados percentuais. Associações entre diferentes SQPs, parâmetros CASA, perfis bioquímicos e parâmetros de stress antioxidante e oxidativo foram analisadas para significância estatística utilizando o coeficiente de correlação de Pearson utilizando o software SAS 9.3.1. Se o valor r for superior a 0,50, a correlação é considerada como grande, 0,50-0,30 é considerada como moderada, 0,30-0,10 é considerada como pequena.

3. Resultado

As amostras de sémen Mithun (n = 50) são maioritariamente de cor branco-creme a creme espesso com um volume médio de sémen de 2,35 ± 0,12 mL com uma concentração média de esperma de 865,14 ± 8,94 milhões por mL. A análise estatística revelou um aumento significativo (p < 0,05) nos parâmetros de qualidade em ejaculados diluídos com 10 mM de GSH. As enzimas intracelulares revelaram uma redução significativa (p < 0,05) e foram encontrados AST, ALT e LDH como reduzidos em 10 mM GSH em comparação com os de outros grupos de tratamento e controlo. Os perfis de colesterol espermático e antioxidantes plasmáticos seminais mostraram uma melhoria significativa (p < 0,05) com redução simultânea do conteúdo de peróxido lipídico (MDA) de espermatozóides. Parâmetros experimentais tais como SQPs e perfis antioxidantes foram mostrados incremento e fuga de enzimas intracelulares, anormalidades morfológicas do esperma e MDA foram mostrados diminuição significativa (p<0,05) nos 10 mM GSH do que nos grupos de controlo de 5 ou 15 mM GSH tratados e não tratados.

3.1. Parâmetros de qualidade do sémen

A espermatazoa tratada com GSH 10 mM tem uma motilidade pós descongelamento significativamente maior do que as que estão sob controlo (8,59%), GSH 5 mM (3,67%) e GSH 15 mM (4,45%). Do mesmo modo, a viabilidade foi significativamente mais elevada em 10 mM GSH do que os que estão sob controlo (11,24%), 5 mM (3,12%) e 15 mM (3,86%). A integridade acrossómica da espermatazoa foi significativamente mais elevada em 10 mM em comparação com os que estavam sob controlo (7,17%), 5 mM (4,98%) e 15 mM (5,22%); enquanto que a anomalia morfológica total do esperma foi significativamente reduzida (p < 0,05) em 10 mM GSH tratados do que os que estavam sob controlo (10,48%), 5 mM (4,23%) e 15 mM (4,68%). A integridade da membrana plasmática foi significativamente (p < 0,05) afectada com o tratamento com GSH que 10 mM tratados com espermatozóides mostrou uma maior integridade da membrana do que os não tratados (11,27%) e outros grupos de tratamento (5 mM: 4,66% e 15 mM: 6,12%). A integridade nuclear também estava a seguir a mesma tendência que o HOST (10 mM > 5 ou 15 mM ou controlo: 4,14, 3,26 ou 6,64%, respectivamente). A distância de vanguarda percorrida pelo esperma na CMPT é significativamente maior em 10 mM do que em 5 mM (5,89%) ou 15 mM (4,23%) ou grupos de controlo (7,45%) (Figura 1).

3.2. Parâmetros de velocidade e motricidade pela CASA

A mobilidade progressiva (FPM) do esperma foi significativamente ($p < 0,05$) mais elevada em 10 mM do que a de outros grupos (5 mM: 4,72%, 15 mM: 6,87% e controlo: 14,54%). Do mesmo modo, a motilidade total (TM) foi significativamente ($p < 0,05$) mais elevada em 10 mM do que a de outros grupos tratados com GSH (4,67 a 5,45%) e controlo sem tratamento (11,43%). Por outro lado, a motilidade estática (SM) foi significativamente ($p < 0,05$) reduzida nos GSH tratados do que nos grupos de controlo (20,87% vs 25,73%). Perfis de velocidade (motilidade curvilínea: VCL, velocidade em linha recta: VSL e velocidade média da trajectória: VAP) foram significativamente ($p < 0.05$) mais elevados em GSH 10 mM do que aqueles em grupos de 5 mM (1.42.6%) ou 15 mM (4.7-7.9%) ou controlo sem tratamento (2.5-8.7%). GSH 10 mM tem significativamente ($p < 0,05$) maior amplitude de deslocamento lateral da cabeça (ALH) do que os grupos de controlo (14,86%), 5 mM (8,34%) e 15 mM (2,87%) e tendência semelhante para frequência cruzada de batimentos (BCF) (12,67, 5,96 e 12,54%). A rectidão (STR) foi 2,36 a 3,89% mais elevada em 10 mM tratados do que outros grupos de GSH tratados ou de controlo (Figura 2).

3.3. Vazamento de enzimas intracelulares

A fuga de enzima intracelular como a AST foi significativamente ($p < 0,05$) reduzida em grupos de 10 mM tratados do que em grupos de controlo sem tratamento (11,76%) ou GSH tratados (5 mM; 3,52% ou 15 mM; 3,73%). Observação semelhante foi observada em fugas ALT (15,45, 4,34 ou 2,46%, respectivamente). Da mesma forma, outra enzima LDH também revelou que a fuga foi significativamente ($p < 0,05$) reduzida em 10 mM do que nos grupos de 5 mM (3,05%) ou 15 mM (4,97%) ou controlo (5,65%) (Figura 3).

3.4. Enzimas antioxidantes

Os perfis antioxidantes como TAC, GSH, SOD e CAT eram mais elevados e o perfil de stress oxidativo como MDA era significativamente mais baixo ($p < 0,05$) em 10 mM do que os de 50 mM ou 15 mM ou grupos de controlo sem tratamento. GSH 10 mM tinha perfis antioxidantes significativamente ($p < 0,05$) mais altos e MDA mais baixo do que nos grupos de controlo (11,43-18,89% e 17,74%) ou 5 mM (8,28-16,76% e 5,42%) ou 15 mM (7,98-13,37% e 6,46%) em touros de mithun (Figura 4).

3.5. Colesterol de esperma

O colesterol era significativamente mais alto em 10 mM do que em 5 mM ou 15 mM ou grupos de controlo sem tratamento. O GSH 10 mM tinha significativamente (p<0,05) colesterol de esperma mais alto do que nos grupos de controlo (11,12%) ou 5 mM (12,37%) ou 15 mM (11,63%) em touros de mithun (Figura 4).

3.6. Estudo de correlação

A análise de correlação revelou que os SQPs tais como motilidade progressiva para a frente, habitabilidade, integridade acrossómica, integridade da membrana plasmática, teste de penetração do muco cervical & integridade nuclear, parâmetros CASA tais como FPM, TM, VCL, VSL, VAP, LIN, STR, ALH & BCF, parâmetros antioxidantes tais como GSH, SOD, CAT & TAC e perfil bioquímico tal como o colesterol do esperma tinham significantes (p < 0.05) correlação positiva entre si enquanto que estes perfis tinham correlação negativa significativa (p < 0,05) com TSA, SM, AST, ALT, LDH e MDA no esperma tratado com trealose (Figura 5).

4. Discussão

A análise do presente estudo revelou que a inclusão de GSH no extensor de sémen melhorou os SQPs, o nível de antioxidantes e o colesterol total dos espermatozóides, enquanto reduziu a fuga de enzimas intracelulares, a formação de radicais livres e as anomalias morfológicas dos espermatozóides no mithun. Assim, protege eficazmente as estruturas e funções dos espermatozóides. Além disso, o esperma tratado com GSH pode melhorar a qualidade do sémen ao preservar eficientemente durante o procedimento de inseminação artificial. A análise da literatura disponível não revelou qualquer informação sobre a inclusão de GSH em SQPs *in-vitro*, perfis de stress antioxidante e oxidativo e perfis bioquímicos na criopreservação do sémen de mithun e, tanto quanto sabemos, este é o primeiro relatório sobre o efeito do GSH no sémen criopreservado em mithun. Embora vários autores tenham relatado que o GSH tem efeitos benéficos significativos em SQPs e perfis de stress antioxidante e oxidativo e perfis bioquímicos em diferentes espécies como equino (Baumber *et al.* 2000), touro cruzado (Perumal *et al.* 2011a, Perumal *et al.* 2011b), e búfalo (El-Kon e Darwish 2011), faltavam estudos semelhantes em mithun. No presente estudo, a suplementação de GSH sobre estes parâmetros revelou diferenças significativas entre os grupos de tratamento. Os efeitos benéficos da SOD na conservação do sémen devem-se ao facto de ser um antioxidante muito potente (Perumal *et al.* 2011a, Perumal *et al.* 2011b).

Devido à membrana do esperma dos mamíferos ter ácidos gordos polinsaturados

(PUFA) elevados, torna o esperma muito susceptível ao LPO, que ocorre como resultado da oxidação dos lípidos da membrana por moléculas de oxigénio parcialmente reduzidas, tais como superóxido, peróxido de hidrogénio e radicais hidroxilos (Dandekar et al., 2002, Asadpour et al., 2012). A peroxidação lipídica da membrana do esperma conduz, em última análise, ao comprometimento da função espermática devido aos ataques de ROS, à alteração da motilidade espermática e da integridade da membrana e aos danos no DNA espermático e na fertilidade através do stress oxidativo e da produção de aldeídos citotóxicos (Griveau et al., 1995). Além disso, o sistema antioxidante do plasma seminal e espermatozóides está comprometido durante o processamento e criopreservação do sémen (Alvarez e Storey 1992). Os níveis de antioxidante diminuíram durante o processo de preservação por diluição do sémen com extensor e geração excessiva de moléculas ROS (Andrabi 2009, Kumar et al., 2011). Os sistemas antioxidantes naturais e sintéticos têm sido descritos como um mecanismo de funcionamento de defesa contra a peroxidação lipídica (LPO) no sémen (Shoae e Zamiri 2008). Portanto, a inclusão de antioxidantes exógenos com antioxidantes naturais poderia reduzir o impacto do stress oxidativo durante o processo de armazenamento do sémen criopreservado e assim melhorar a qualidade do sémen refrigerado bem como criopreservado (Dandekar et al., 2002, Asadpour et al., 2012).

Os resultados do presente estudo mostraram que a adição de 10 mM GSH melhora a qualidade de conservação do sémen mithun em comparação com as amostras de sémen tratadas com 5 ou 15 mM GSH ou sem GSH. Os diferentes efeitos dos diferentes níveis de GSH podem ser explicados de acordo com o relatório de Perumal et al. (2011a) e Perumal et al. (2011b) e Shoae e Zamiri (2008) mostraram que a quantidade excessiva de antioxidantes causou uma elevada fluidez da membrana plasmática acima do ponto desejado, tornando o esperma mais propenso a danos acrossómicos. Além disso, a concentração de antioxidantes adicionados ao extensor deve ser considerada, uma vez que uma dose elevada de antioxidantes pode ser prejudicial aos espermatozóides devido à alteração do estado fisiológico do extensor de sémen. No carneiro, a sobrevivência dos espermatozóides aumentará quando a dosagem de antioxidante adicionado ao extensor aumentar. No entanto, a dose de antioxidante superior à quantidade necessária era tóxica para os espermatozóides (Maxwell e Stojanov 1996). A sobreexpressão de GSH pode reflectir um defeito no desenvolvimento ou maturação dos espermatozóides, bem como danos celulares dos espermatozóides, resultando numa diminuição do potencial de fertilização dos espermatozóides (Zalata et al., 1995, Gavella et al., 1996). Do mesmo modo, no presente estudo, o aumento da dosagem de GSH, a 15 mM afectou os parâmetros seminais, bem como bioquímicos no extensor de TEYC do sémen de mithun. Ao mesmo tempo, uma menor taxa de dosagem também afectou os parâmetros de espermatozóides. As diferenças nos protocolos de conservação e formulações de extensores entre laboratórios, o tempo de adição/exposição de esperma com antioxidante, a concentração de antioxidantes e entre espécies podem explicar, pelo menos em parte, esta variabilidade. A melhoria da qualidade do sémen devido à adição de GSH exógeno registada no presente estudo foi previamente relatada sob a forma de motilidade e membrana acrossómica intacta em eqüinos (Baumber *et al.* 2000), touro cruzado (Perumal *et al.* 2011a, Perumal *et al.* 2011b), e búfalo (El-Kon e Darwish 2011). Além disso, a adição de GSH exógeno estava a melhorar significativamente as percentagens de morfologia do ADN, viabilidade do esperma e membrana plasmática intacta (caudas inchadas) especialmente a um nível de 10 mM de GSH. As percentagens mais elevadas de plasma intacto e membranas acrossómicas que foram encontradas na presente experiência devido a 10 mM de GSH podem ser a razão para uma melhor motilidade nestas amostras (Slaweta *et al.* 1987, Perumal *et al.* 2011a, Perumal *et al.* 2011b).

GSH ajuda a manter a integridade do acrossoma normal (Sinha *et al.* 1996) e a estabilizar o plasmalemma dos espermatozóides e assim aumentar a motilidade. GSH, em espermatozóides é capaz de reagir com muitas espécies reactivas de oxigénio directamente para proteger as células de mamíferos contra o stress oxidativo, e assim manter a motilidade dos espermatozóides (Bilodeau *et al.* 2001). Por conseguinte, como se viu neste estudo, foram investigadas tentativas de melhorar a motilidade e viabilidade das células espermáticas através da incorporação de glutatião em armazenamento líquido (Gupta e Tripathi 1984) e forma de sémen congelado (Perumal *et al.* 2011a). Além disso, mantém a integridade do plasma e da membrana mitocondrial e a estrutura do citoesqueleto do flagelo dos espermatozóides como efeitos de protecção celular. A GSH também protege o nível de SOD e catalase no extensor de sémen (Halvorsen *et al.* 2002), o que ajuda a manter o transporte da membrana (Alvarez e Storey 1992) e a fertilidade dos espermatozóides.

Um relatório recente sugeriu que a qualidade do sémen está deteriorada (Aitken et al., 2010) pelo qual os danos no DNA são induzidos no gameta masculino por stress oxidativo e os espermatozóides são particularmente vulneráveis a isto porque geram ROS e são ricos em alvos de ataque oxidativo. Os autores também chamam a atenção para o facto de que, porque os espermatozóides são transcritivamente inactivos e têm pouco citoplasma, são deficientes tanto em antioxidantes como em sistemas de reparação de ADN (Aitken e Fisher 1994). O stress oxidativo pode ser uma causa de infertilidade masculina e contribuir para a fragmentação do ADN nos espermatozóides (Aitken e Fisher 1994). Existem poucos estudos sobre os efeitos da adição de antioxidantes aos extensores durante o arrefecimento e/ou congelação de espermatozóides de mamíferos (Kankofer et al., 2005). No sémen de mithun, os ROS são gerados principalmente por espermatozóides danificados e anormais e por leucócitos contaminantes. As espécies reactivas de oxigénio danificam as células através de alterações nos lípidos, proteínas e ADN. Os espermatozóides são potencialmente susceptíveis a danos peroxidativos causados pelo excesso de ROS devido a elevadas quantidades de ácidos gordos polinsaturados em fosfolípidos de membrana e ao citoplasma esparso. No presente estudo, a adição de GSH reduziu a fragmentação do ADN especialmente a 10 mM na criopreservação do sémen de mithun. Além disso, mantém a integridade do plasma e da membrana mitocondrial e a estrutura do citosqueletoesqueleto de flagelo do esperma como efeitos protectores das células. A GSH também protege o nível SOD, CAT e TAC no extensor de sémen, o que ajuda a manter o transporte de membranas (Alvarez e Storey 1992) e a fertilidade dos espermatozóides.

Também previne o efluxo de colesterol da membrana do esperma e a produção de MDA em diluentes indica que previne a condensação prematura e a reacção acrossómica como actuando como antioxidante (Asadpour et al., 2012). Juntamente com os fosfolípidos, o colesterol é necessário para a integridade física das células e assegura a fluidez da membrana celular. O colesterol desempenha um papel especial na membrana do esperma porque a sua libertação da membrana do esperma inicia a etapa chave no processo de capacitação e reacção acrossómica que é crucial para a fertilização (Witte e Schafer-Somi 2007). Além disso, a adição de colesterol aos diluentes antes do descongelamento aumenta a resistência dos espermatozóides ao stress causado pelos procedimentos de congelação-descongelamento, preservando a motilidade do esperma e o potencial de fertilização (Moore et al., 2005). No presente estudo, o efluxo de colesterol e a produção de MDA foram reduzidos no grupo tratado em comparação com o grupo de controlo sem tratamento (Asadpour et al., 2012). Assim, as amostras de sémen tratadas com GSH têm um elevado poder crio-resistente em comparação com o grupo de controlo sem tratamento. No presente estudo, observou-se que os parâmetros de esperma que receberam a 10 mM de GSH eram significativamente mais elevados do que os do outro grupo de tratamento e controlo.

As enzimas como os níveis AST e ALT no plasma seminal são muito importantes para o metabolismo do esperma bem como para a função espermática (Brooks 1990), fornecem energia para a sobrevivência, motilidade e fertilidade dos espermatozóides e estas actividades de transaminase no sémen são bons indicadores da qualidade do sémen porque medem a estabilidade da membrana espermática (Corteel 1980). Assim, o aumento da percentagem de espermatozóides anormais na conservação provoca uma elevada concentração de enzima transaminase no fluido extracelular devido aos danos das membranas dos espermatozóides e à facilidade de fuga de enzimas dos espermatozóides (Gundogan 2006). Além disso, o aumento das actividades AST e ALT do plasma seminal e do sémen em criopreservação pode ser devido à instabilidade estrutural dos espermatozóides (Buckland 1971). No presente estudo, os níveis de AST e ALT foram inferiores em criopreservação do sémen a 10 mM de GSH, pois estabiliza a integridade da membrana do acrossoma, plasma, mitocôndria e flagelo do esperma.

GSH previne o efluxo de colesterol da membrana do esperma e a produção de MDA em diluentes, o que indica que previne a condensação prematura e a reacção acrossómica que actua como um antioxidante. Juntamente com os fosfolípidos, o colesterol é necessário para a integridade física das células e assegura a fluidez da membrana celular. O colesterol desempenha um papel especial na membrana do esperma porque a sua libertação da membrana do esperma inicia a etapa chave no processo de capacitação e reacção acrossómica que é crucial para a fertilização (Witte e Schafer-Somi, 2007). Além disso, a adição de colesterol aos diluentes antes do descongelamento aumenta a resistência dos espermatozóides ao stress causado pelos procedimentos de congelação-descongelamento, preservando a motilidade do esperma e o potencial de fertilização (Moore et al., 2005). No presente estudo, o efluxo de colesterol e a produção de MDA foram reduzidos no grupo tratado com GSH, em comparação com o grupo de controlo sem tratamento. Portanto, as amostras de sémen tratadas com GSH tinham um elevado poder crio-resistente em comparação com o grupo de controlo sem tratamento. No presente estudo, observou-se que os parâmetros de esperma que receberam a 10 mM de GSH eram significativamente mais elevados do que os dos outros grupos de tratamento e controlo.

O glutationa é o tiol não protéico mais abundante nas células de mamíferos e está presente principalmente na forma reduzida (GSH) e apenas uma pequena quantidade está na forma oxidada (GSSG). O sistema antioxidante do glutatião consiste em glutatião reduzido (GSH), glutatião oxidado (GSSG), glutatião redutase (GRX), glutatião peroxidase (GPX) e glutatião - s - transferase. O GRX estimula a redução de GSSG para GSH. Isto assegura um fornecimento constante do substrato redutor (NADPH) à GPX. A glicose -6- fosfato desidrogenase (G6PD) é necessária para a conversão de NADP para NADPH, é denominada como ciclo redutor de GSH oxidante no esperma e plasma seminal. No presente estudo, o GSH era mais elevado no plasma seminal de SOD adicionado sémen, uma vez que mantém o sistema antioxidante no armazenamento líquido de sémen de mithun.

Da mesma forma, CAT é um antioxidante, um tetrâmero de quatro polipeptídeos antioxidante de cadeia é encontrado em quase todos os organismos vivos expostos ao oxigénio. É derivado do epidídimo, vesícula seminal e desintoxica tanto intracelular como extracelular de peróxido de hidrogénio, reduzindo H2O2 a H2O e O2, eliminando a potencial toxicidade ROS (Aitken 1995) e pode reduzir a perda de motilidade causada pelos leucócitos gerados por ROS (de Lamirande et al., 1997). A sua utilização elimina tanto o anião superóxido extracelular como intracelular e evita a peroxidação lipídica da membrana plasmática. CAT também previne a hiperactivação prematura e a condensação induzida pelos radicais superóxidos antes de ejacular (de Lamirande e Gagnon 1995). No presente estudo, a concentração de CAT foi maior no sémen tratado com GSH. Mas normalmente, o plasma seminal é uma fonte potente deste antioxidante, SOD (Kobayashi et al., 1991). Os elevados níveis de material polinsaturado facilmente peroxidável expõem os espermatozóides a um stress oxidativo excessivo e a actividade superóxido dismutase das amostras de esperma é um bom preditor do seu tempo de sobrevivência. O GSH, quando aplicado numa dose de 10 mM, melhorou a motilidade do esperma durante a conservação, e mostrou propriedades anti-oxidantes, elevando o nível CAT, em associação com o GSH e a concentração TAC. Além disso, o SOD, um crioprotector permeante actua como antioxidante e causa rearranjo dos lípidos e proteínas da membrana, o que resulta em maior fluidez da membrana, maior desidratação a temperaturas mais baixas e, portanto, maior capacidade de sobrevivência dos espermatozóides durante esta conservação (Holt 2000). Esta poderia ser uma das razões para uma melhor motilidade, viabilidade, membrana plasmática e acrossómica e integridade do ADN dos espermatozóides, diluídos na presença de GSH no extensor de sémen.

Concluiu-se que os possíveis efeitos protectores da suplementação de GSH aumentam o conteúdo de enzimas antioxidantes e previnem o efluxo de colesterol e fosfolípidos da membrana celular e da produção de MDA. Assim, os espermatozóides são protegidos durante a criopreservação e aumentam a fertilidade desta espécie. Estudos futuros através da medição do nível da taxa de fertilidade no ensaio de fertilidade *in-vitro* ou *in-vivo* são necessários para confirmar os resultados actuais.

Referências

Aitken J e Fisher H. 1994. Geração de espécies reactivas de oxigénio e espermatozóides humanos: o equilíbrio entre benefício e risco. *Bioensaios.* 16(4): 259-267.

Aitken J. 1995. Mecanismos de prevenção da peroxidação lipídica em espermatozóides humanos. In: Reacção do acrossoma humano. Eds. P. Fenichel e J. Parinaud. pp: 339-353.

Aitken RJ, De Luliis GN, Finnie JM, Hedges A e McLachlan R. 2010. Análise das relações entre stress oxidativo, danos no DNA e vitalidade do esperma numa população de doentes: desenvolvimento de critérios de diagnóstico. *Reprodução humana* 25(10): 2415-2426.

Alvarez JG e Storey BT. 1992. Evidência de aumento dos danos peroxidativos lipídicos e perda da actividade de desmancha de superóxido como modelo de dano crio letal do esperma humano durante a criopreservação. *Journal of Andrology* 13(3): 232-241.

Andrabi SMH. 2009. Factores que afectam a qualidade dos búfalos criopreservados (Bubalus bubalis) espermatozóides de touro. *Reprodução em Animais Domésticos* 44(3): 552-569.

Asadpour R, Jafari R e Tayefi-Nasrabadi H. 2012. O efeito da suplementação antioxidante em extensores de sémen na qualidade do sémen e na peroxidação lipídica dos espermatozóides de touro refrigerados. *Iranian Journal of Veterinary Research* 13(3): 246 - 249.

Barth AD, Oko RJ. Preparação do sémen para exame morfológico. In: Morfologia anormal dos espermatozóides bovinos. Ames, IA: Iowa State University Press; 1989; p. 8-18.

Baumber J, Ball B A, Gravance C G, Medina V. e Davies-Morel M C G. 2000. O efeito das espécies reactivas de oxigénio na motilidade, viabilidade, integridade acrossómica, potencial da membrana mitocondrial e peroxidação lipídica da membrana do espermatozóide equino. *Journal of Andrology* **21:** 895-902.

Bernardini A, Hozbor F, Sanchez E, Fornes M, Alberio R, Cesari A. As proteínas plasmáticas seminais de carneiro conservadas ligam-se à membrana do esperma e reparam os danos de criopreservação. Theriogenologia 2011; 76: 436-47.

Bilodeau JF, Blanchette S, Gagnon C e Sirard MA. 2001. As tiols previnem a perda de mobilidade do esperma mediada por H2O2 no sémen de touro criopreservado. *Theriogenology* 56(2): 275-286.

Bligh EG, Dyer WJ. Um método rápido de extracção e purificação lipídica total. Can J Biochem Physiol 1959; 37: 911-7.

Brooks DE. 1990. Bioquímica das glândulas acessórias masculinas. In: A fisiologia da reprodução de Marshall. Ed: G. E. Lamming, 4th edn., Edinburgh, Churchill Livingstone, pp. 569-690.

Buckland RB. 1971. A actividade de seis enzimas do plasma seminal e esperma de galinha. 1. Efeito do armazenamento in vitro e de famílias sib integrais na actividade enzimática e fertilidade. *Ciência das aves de capoeira* 50(6): 1724-1734.

Buege JA, Aust SD. Peroxidação lipídica microssomal. Métodos Enzymol 1978; 52: 302-10.

Chatterjee S, de Lamirande E, Gagnon C. A criopreservação altera o estado sulfídico da membrana dos espermatozóides de touro: protecção por glutatião oxidado. Mol Reprod Dev 2001; 60: 498-506.

Corteel JM. 1980. Effects du plasma seminal sur la survie et la fertilite des spermatozoides conserve in vitro. *Desenvolvimento Nutricional da Reprodução.* 20(4): 1111-1123.

Dandekar P, Nadkarni GD, Kulkarni VS e Punekar S. 2002. Peroxidação lipídica e enzimas antioxidantes na infertilidade masculina. *Journal of Postgraduate Medicine* 48(3): 186-189.

de Lamirande E e Gagnon C. 1995. Impacto das espécies reactivas de oxigénio nos espermatozóides: Um acto de equilíbrio entre os efeitos benéficos e prejudiciais. *Reprodução humana* 10(1): 15-21.

de Lamirande E, Jiang H, Zini A, Kodama H e Gagnon C. 1997. Espécies reactivas de oxigénio e fisiologia do esperma. *Revisões da Reprodução* 2(1): 48-54.

Dhali A, Mech A, Prakash B, Mondal M, Mukherjee A, Mukherjee S, Rajkhowa S, Baruah KK, Das KC. Breeding Management (citado em: mithun: Uma biografia dotada...

recurso das colinas do nordeste), ICAR-NRC em Mithun, Nagaland, Índia. 2008. p. 24-32.

El-Kon I I. e Darwish S A. 2011. Efeito do glutationa (GSH) nos parâmetros microscópicos e na integridade do ADN no sémen de búfalo egípcio durante o armazenamento líquido e congelado. *Journal of Reproduction and Fertility* **2**(3): 32-40.

Gavella M, Lipovac V, Vucic M e Rocic B. 1996. Relação da actividade do superóxido de esperma dismutado com outras enzimas específicas do esperma e peroxidação lipídica induzida experimentalmente em homens inférteis. *Andrologia.* 28(4): 223-229.

Griveau JF, Dumont E, Renard P, Callegari JP e Le Lannou D. 1995. Espécies reactivas de oxigénio, peroxidação lipídica e sistemas de defesa enzimática em espermatozóides humanos. *Journal of Reproduction and Fertility* 103(1): 17-26.

Gundogan M. 2006. Alguns parâmetros reprodutivos e constituintes seminais do plasma em relação à estação em Akkaraman e Awassi Rams. *Jornal Turco de Veterinária e Zootecnia.* 30(1): 95-100.

Gupta H P. e Tripathi S S. 1984. Preservação do sémen de touro dinamarquês vermelho com diferentes dilatadores de temperatura ambiente. *Jornal Indiano de Ciência Animal* **54:** 494497.

Halvorsen B, Holte K, Myhrstad M C W, Barikmo I, Havattum E, Remberg S F, Wold A B, Haffner K, Baugerod H, Andersen L F, Moskaug O, Jacobs D R. e Blomhoff R. 2002. Um rastreio sistemático de antioxidantes totais em plantas dietéticas. *The American Society for Nutritional Sciences Journal of Nutrition* **132**: 461 - 471.

Holt WV. 2000. Aspectos fundamentais da criobiologia do esperma: a importância das espécies e das diferenças individuais. *Theriogenologia* 53(1): 47-58.

Jayaganthan P, Perumal P, Balamurugan TC, Verma RP, Singh LP, Pattanaik AK, Meena K. Efeitos da suplementação de *Tinospora cordifolia* na qualidade do sémen e no perfil hormonal do carneiro. Anim Reprod Sci 2013; 140(1): 47-53.

Jeyendran RS, Vander Ven HH, Parez-Pelaez M, Crabo BG, Zaneweld LJD. Desenvolvimento de um ensaio para avaliar a integridade funcional da membrana humana e a sua relação com outras características do sémen. J Reprod Fertil 1984; 70: 219-28.

Kankofer M, Kolm G, Aurich J e Aurich C. 2005. Actividade de peroxidase de glutatião, superóxido dismutase e catalase e intensidade de peroxidação lipídica no sémen de garanhão durante a armazenagem a 5°C. *Theriogenologia 63(5):* 1354-1365.

Kobayashi M, Kakizono T e Nagai S. 1991. Produção de astaxantina por uma alga verde, *Haematococcus pluvialis* acompanhada de alterações morfológicas nos meios de acetato. *Journal of Fermentation and Bioengineering* 71(5): 335 - 339.

Kumar R, Jagan Mohanarao G, Arvind R e Atreja SK. 2011. Genotoxicidade induzida por congelamento em espermatozóides de búfalo (Bubalus bubalis) em relação ao estado antioxidante total. *Relatório de Biologia Molecular* 38(3): 1499-1506.

Lasley JF, Bogart R. Um estudo comparativo dos espermatozóides epidídimicos e ejaculados de javali. J Anim Sci 1944; 3: 360-70.

Maxwell WMC e Stojanov T. 1996. Armazenamento líquido de sémen de carneiro na ausência ou presença de alguns antioxidantes. *Reprodução, Fertilidade e Desenvolvimento* 8(6): 1013-1020.

Medeiros A, Gomes G, Carmo M, Papa FO, Alvarenga MA. Criopreservação do esperma do garanhão utilizando diferentes amidos. Theriogenology 2002; 58(2): 273-6.

Moore AI, Squires EL e Graham JK. 2005. A adição de colesterol à membrana plasmática do esperma do garanhão melhora a crio sobrevivência. *Criobiologia* 51(3): 241-249.

Perumal P, Chamuah JK, Nahak AK, Rajkhowa C. Efeito da melatonina no armazenamento líquido (5°C) do sémen com estudo retrospectivo da taxa de parição em diferentes estações do ano em mithun (*Bos frontalis*). Asian Pac J Reprod 2015; 4(1): 1-12.

Perumal P, Chamuah JK, Rajkhowa C. Efeito da catalase sobre o armazenamento líquido (5° C) de sémen mithun (*Bos frontalis*). Asian Pac J Reprod 2013; 2(3): 209-14.

Perumal P, Selvaraju S, Selvakumar S, Barik AK, Mohanty DN, Das RK, Das S, Mishra PC. Efeito da adição pré-congelada de cloridrato de cisteína e glutatião reduzido no sémen de touros cruzados de Jersey sobre os parâmetros do esperma e as taxas de concepção. Reprod Domest Anim 2011; 46(4): 636-41.

Perumal P, Vupru K, Rajkhowa C. Efeito da adição de glutatião reduzido no armazenamento líquido (5°C) de sémen de mithun (*Bos frontalis*). Indian J Anim Sci 2013; 83(10): 1024-8.

Perumal P, Vupru K, Rajkhowa C. Efeito da adição de taurina no armazenamento líquido (5° C) de sémen de mithun (*Bos frontalis*). Vet Med Int 2013; 2013: 1-7; Artigo ID 165348.

Perumal P, Vupru K, Rajkhowa C. Efeito da adição de trehalose no armazenamento líquido (5° C) de sémen de mithun (*Bos frontalis*). Indian J Anim Res 2015; 49(6): 837-46.

Perumal P. Efeito da superóxido dismutase no armazenamento de líquidos (5° C) de sémen de mithun (*Bos frontalis*). J Anim 2014; 2014: 1-9; Artigo ID 821954.

Perumal, P, Srivastava SK, Ghosh SK, Baruah KK. Análise de esperma assistida por computador de sémen congelável e não congelável de mithun (*Bos frontalis)*. Journal of Animals 2014; 2014: 1-6; Artigo ID 675031.

Perumal, P., S. Chang, K. Khate, K. Vupru e S. Bag. 2019. A suplementação alimentar do óleo de linhaça modula a produção de sémen e os seus parâmetros de qualidade, congelabilidade, perfis de stress oxidativo, escrotal e testicular biometria e perfis endocrinológicos em mithun. Theriogenologia. 136: 47-59.

Perumal, P., S. Chang, K.K. Baruah e N Srivastava. 2018. Administração de módulos de melatonina exógena de libertação lenta, perfis de stress oxidativo e capacidade de fertilização *in vitro dos* espermatozóides criopreservados de mithun. Theriogenologia. 120: 79-90.

Perumal, P., Selvaraju, S., Barik, A.K., Mohanty, D.N., Das, S. e Mishra, P.C. (2011b). Papel do glutatião reduzido na melhoria dos caracteres seminais congelados pós-descongelação de sémen de touro de Jersey pobre e congelável. *Jornal Indiano de Ciência Animal.* **81**(8): 807-810.

Prasad JK, Kumar S, Mohan G, Agarwal SK, Shankar U. Método simples modificado para teste de penetração de muco cervical para avaliação da qualidade do sémen de touro. Indian J Anim Sci 1999; 69: 103 - 5.

Reitman S, Frankel SA. Método colorimétrico para a determinação da transaminase sérica oxaloacética e glutâmica pirúvica. Am J Clin Pathol 1957; 28: 5663.

Salisbury GW, VanDemark NL, Lodge JR. Fisiologia da reprodução e inseminação artificial do gado. 2nd ed. W.H. Freeman and Company; 1985. p. 268-74.

Shoae A e Zamiri MJ. 2008. Efeito do hidroxitolueno butilado no esperma de touro congelado no extensor do citrato de gema de ovo. *Ciência da Reprodução Animal* 104(2): 414418.

Sinha MP, Sinha AK, Sinka BK, Prasad PI. O efeito do Glutationa na motilidade, fuga de enzimas e fertilidade do sémen congelado de cabra. Theriogenologia 1996; 41: 237-43.

Slaweta R. e Laskowska T. 1987. O efeito do glutatião na motilidade e fertilidade do sémen de touro congelado. *Ciência da Reprodução Animal* **13:** 249-253.

Suleiman SA, Ali ME, Zaki MS, Malik EMEA, Nast MA. Peroxidação lipídica e motilidade do esperma humano: papel protector da vitamina E. J Androl 1996; 17(5): 5307.

Tekin N, Uysal O, Akcay E, Yavas I. Efeitos de diferentes doses de taurina e taxa de congelamento no congelamento do sémen de carneiro. Ankara Universitesi Veteriner Fakultesi Dergisi 2006; 53: 179-84.

Watson PF. Utilização da mancha Giemsa para detectar alterações no acrossoma de espermatozóides de carneiro congelados. Vet Rec 1975; 97: 12-5.

Witte TS e Schafer-Somi S. 2007. Envolvimento do colesterol, cálcio e progesterona na indução da capacitação e reacção acrossómica de espermatozóides de mamíferos. *Ciência da Reprodução Animal* 102(3-4): 181-193.

PDI. Micro-análise em bioquímica médica. quarta ed. Londres: J and A Churchill Ltd; 1964.

Zalata A, Hafez T e Comhaire F. 1995. Avaliação do papel das espécies reactivas de oxigénio na infertilidade masculina. *Reprodução humana* 10(6): 1444 - 1451.

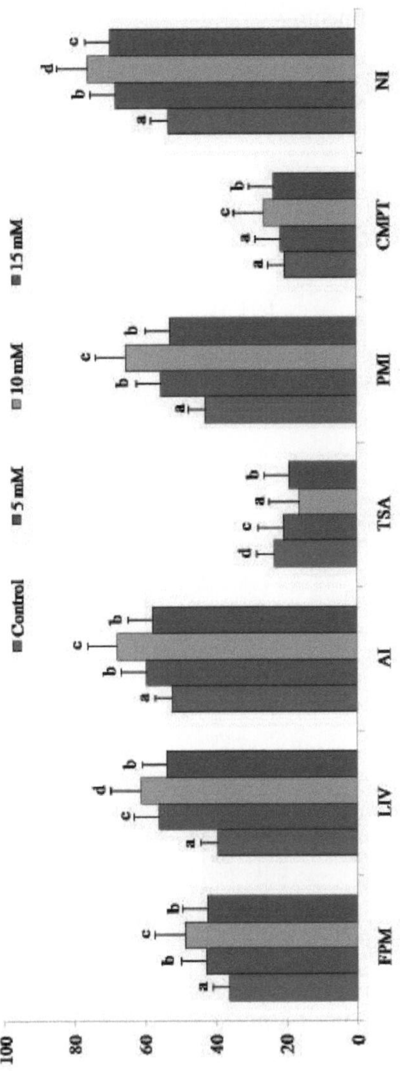

Fig. 1. Efeito do glutatião nos perfis de qualidade do sémen pós-desgelamento em mithun (média ± SEM). A barra vertical em cada ponto representa um erro padrão de média. FPM: Motilidade progressiva para a frente (%), LIV: Livability (%), Al: Acrosomal Integrity (%), TSA: Anormalidade total do esperma (%), PMI: Integridade da membrana plasmática (HOST; %), CMPT: Teste de penetração de muco cervical (distância de vanguarda percorrida pelo esperma; mm/h) e NI: integridade nuclear (%). Barra vertical com letras pequenas (a, b, c, d) indica diferença significativa (p < 0,05) entre os diferentes grupos experimentais. N= 25 amostras de sémen cada uma para

141

grupos de controlo e tratamento

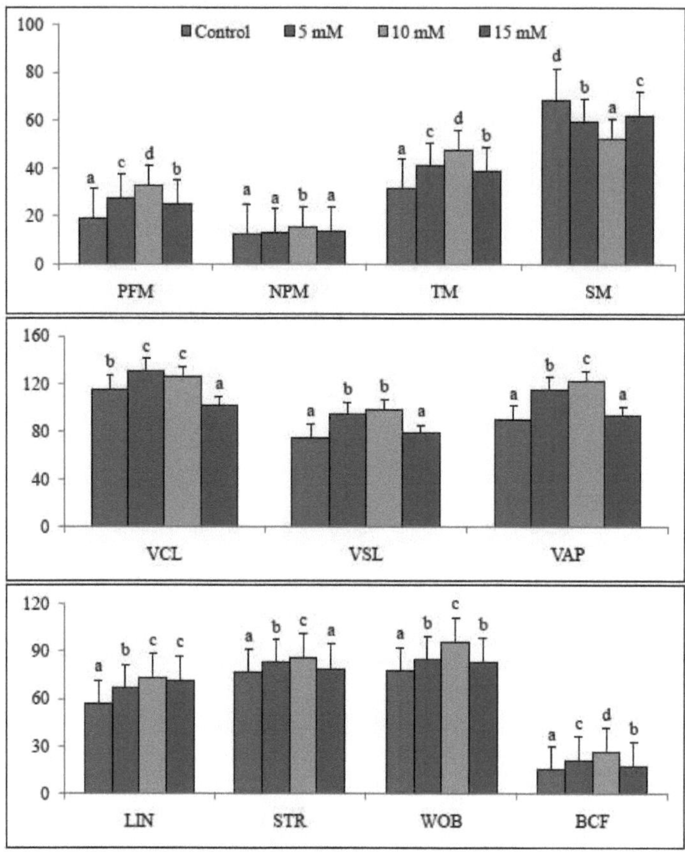

Fig. 2. Efeito do glutatião nos parâmetros de motilidade e velocidade pós descongelamento pelo analisador de esperma assistido por computador (CASA) em mithun (média ± SEM). A barra vertical em cada ponto representa um erro padrão de média. FPM: Motilidade progressiva para a frente (%), NPM: - Motilidade não progressiva (%), TM: Motilidade total, SM: Esperma estático (%), VCL: Velocidade Curvilínea (цт/seg.), VSL: Linha recta Velocidade (цт/seg.), VAP: Velocidade média (цт /sec.), LIN: Linearidade (%), STR: Retilinidade (%), WOB: Wobble (%) e BCF: Beat/Cross Frequency (Hz). A barra vertical com letras pequenas (a, b, c, d) indica diferença significativa ($p < 0,05$) entre os diferentes grupos experimentais. N= 25 amostras de sémen cada uma para grupos de controlo e tratamento.

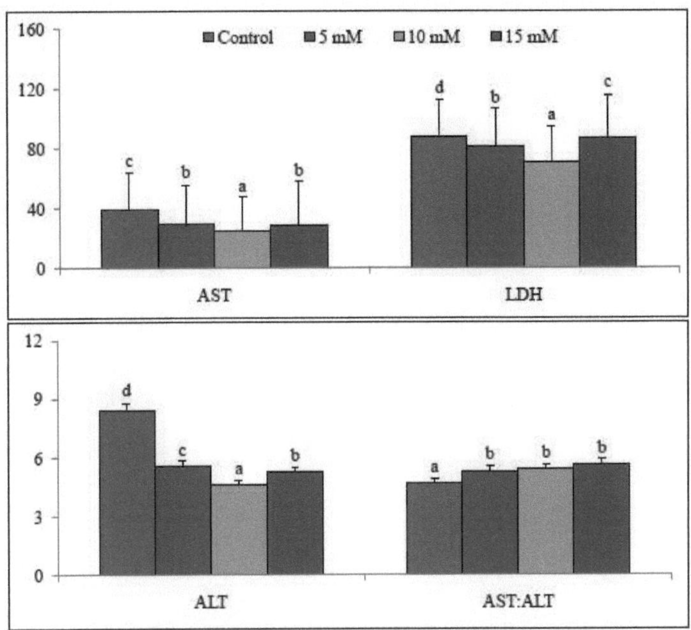

Fig. 3. Efeito do glutatião nas enzimas intracelulares do esperma em fase de pós-desgelamento em mithun (média ± SEM). A barra vertical em cada ponto representa um erro padrão de média. AST: Aspartato Aminotransferase (µM/dL), ALT: alanina Aminotransferase (µM/dL) e LDH: Lactato Desidrogenase (IU/dL). Barra vertical com letras pequenas (a, b, c, d) indica diferença significativa (p < 0,05) entre os diferentes grupos experimentais. N= 25 amostras de sémen cada uma para grupos de controlo e tratamento.

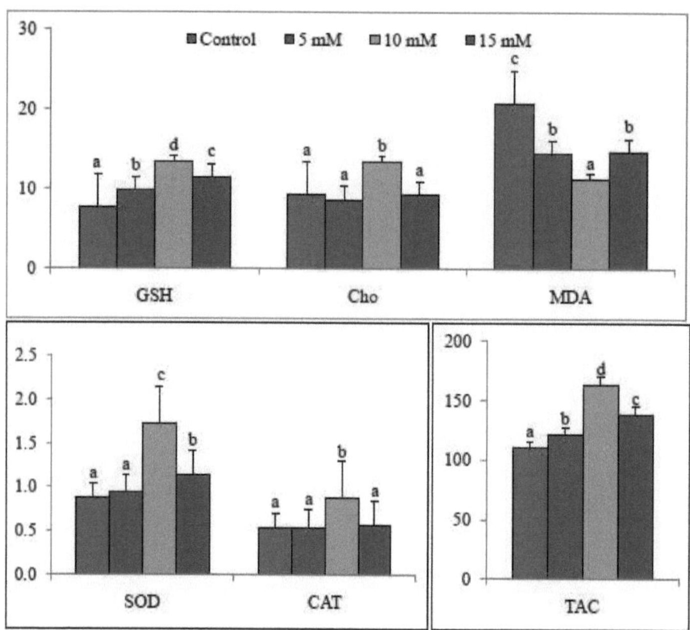

Fig. 4. Efeito do glutatião nos perfis antioxidantes em mithun (média ± SEM). A barra vertical em cada ponto representa um erro padrão de média. GSH: Glutatião (^mol/mL), Cho: Colesterol (^g/108esperma), MDA: Malondialdeído (nmol/108 espermatozóide), SOD: Superóxido dismutase (U/ml de plasma seminal), CAT: Catalase (nmol/min/mL) e TAC: Total de antioxidantes (equivalentes de trolox ^mol/L). Barra vertical com letras pequenas (a, b, c, d) indica diferença significativa (p < 0,05) entre os diferentes grupos experimentais. N= 25 amostras de sémen cada uma para grupos de controlo e tratamento.

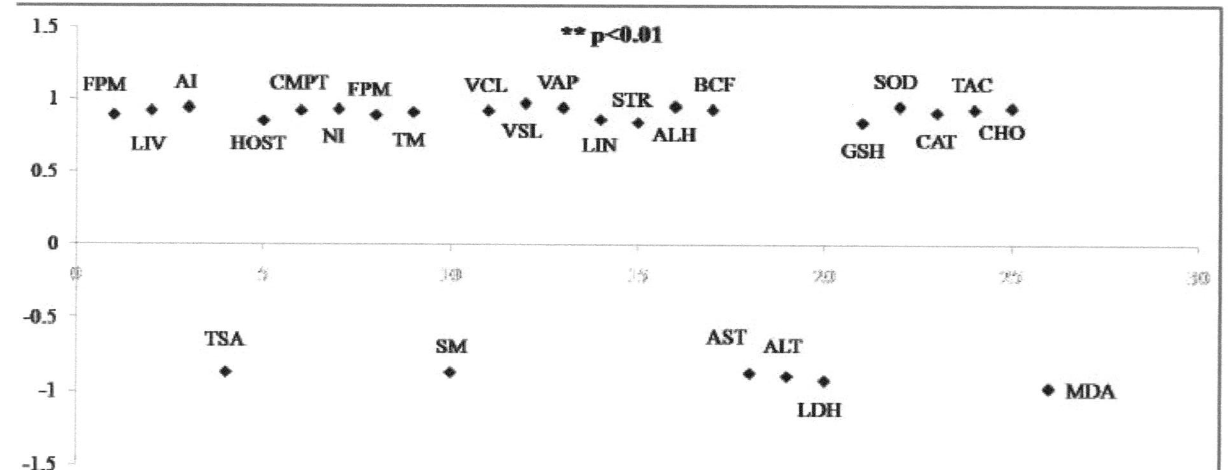

Fig 5. Coeficientes de correlação entre os parâmetros de qualidade do sémen, parâmetros cinéticos por analisador de esperma assistido por computador, perfis bioquímicos e perfis antioxidantes e oxidativos em touros de mithun. FPM: Motilidade progressiva para a frente, LIV: habitabilidade, Al: integridade acrossómica, TSA: anomalia total do esperma, HOST/PM1: teste de inchaço hipoosmótico/ integridade da membrana plasmática, CMPT: teste de penetração do muco cervical, Nl: integridade nuclear, FPM: Motilidade progressiva para a frente, TM: motilidade total, SM: motilidade estática, VCL: velocidade curvilínea, VSL: velocidade em linha recta, VAP: velocidade média do percurso, LIN: linearidade, STR: linearidade, ALH: amplitude do deslocamento lateral da cabeça, BCF: beat cross frequency, AST: aspartato aminotransferase, ALT: alanina aminotransferase, LDH: lactato desidrogenase, GSH: glutationa, SOD: superóxido dismutase, CAT: catalase, TAC: capacidade antioxidante total, CHO: colesterol de esperma e MDA: malondialdehyde. ** Os coeficientes de correlação foram altamente significativos, p < 0,01.

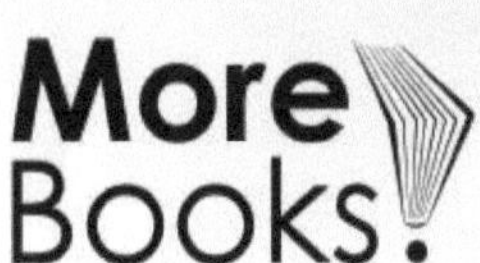
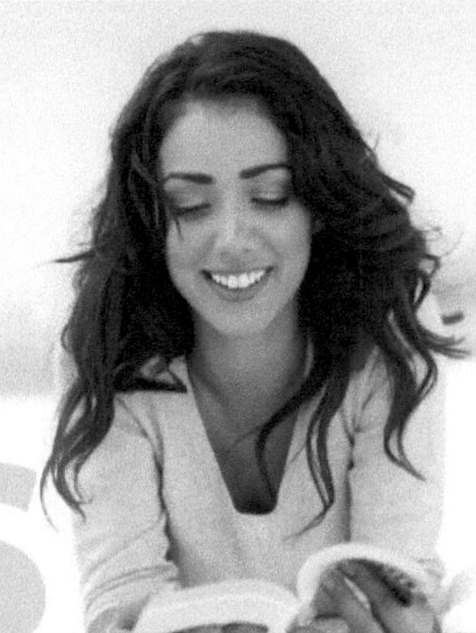

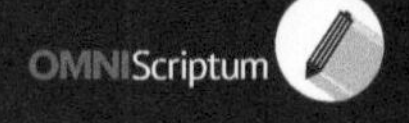